# 케토제닉 건강관리

# 케토제닉 건강관리

초판 1쇄 2019년 10월 14일
초판 2쇄 2023년 03월 10일

**지은이** 문동성
**펴낸이** 이태규
**북디자인** 강민정 • **영업마케팅** 유수진 • **전자책** 김진도

**발행처** 아이프렌드
**주소** 대전광역시 서구 괴정로 107 연흥빌딩 201호 (괴정동 53-10번지)
**전화** 042-485-7844   **팩스** 042-367-7844
**주문전화** 070-7844-4735~7
**홈페이지** www.ifriendbook.co.kr
**출판등록번호** 제 305 호

ⓒ문동성 (저작권자와 맺은 특약에 따라 검인을 생략합니다.)
ISBN 978-89-6204-289-4 (03510)

이 책은 저작권법에 따라 보호받는 저작물이므로 무단 전재와 무단 복제를 금지하며,
이 책 내용의 전부 또는 일부를 이용하려면 반드시 저작권자와 아이프렌드의
서면동의를 받아야 합니다.

• 값은 뒤표지에 있습니다.
• 잘못된 책은 구입처에서 바꾸어 드립니다.

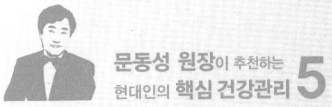
문동성 원장이 추천하는
현대인의 **핵심 건강관리 5**

# 케토제닉
# 건강관리

저탄수화물·고지방 식사로 젊고 건강하고 날씬해지기

## 시작하며

### 호모헌드레드 시대를
### 젊고 건강하고 날씬하게 살아가기

젊고 건강하고 날씬해지고(젊건날) 싶은 것은 우리 모두의 바람입니다. 물론 건강이 가장 중요하지만 이왕이면 젊고 날씬하게 살고 싶어 하지요. 우리 몸을 구성하는 60조 개의 세포와 우리 몸에 기생하는 약 100조 마리의 장내미생물이 점점 젊어진다면 우리 몸은 어떻게 될까요? 당연히 건강해지고 날씬해집니다.

우리는 오래전부터 '항노화'라는 말을 들어왔지만 실제로 우리가 항노화를 위해 할 수 있는 건 별로 없습니다. 그냥 그럭저럭 살다가 어느새 늘어나는 뱃살, 피부 처짐, 무기력함 그리고 만성피로에 점령당하고 말지요. 젊건날하게 살지 못하고 노화, 비만, 질병(노비질)으로 힘들게 사는 것입니다.

어쩌면 노화 지연과 역전은 인간의 영역이 아닐지도 모릅니다. 그래도 약간의 건강관리 습관을 익혀 실행하는 것이 우리 '몸'과 더불어 세상을 함께 공유하는 인체 세포나 장내미생물을 위해 우리가 해야 할 최소한의 예의가 아닐까 싶습니다.

우리는 늘 똑같이 먹고 똑같이 자고 똑같이 생활하는 것을 편안하게 여기며 그런 삶을 행복해합니다. 혹시 우리는 그러한 생활에 길들여져 온 것이 아닐까요?

공부를 잘하려면 어느 정도 IQ가 필요하고 사회생활을 잘하려면 EQ가 중요한 것처럼, 젊고 건강하고 날씬하게(젊건날) 살기 위해서는 HQ*Health Quotient*(건강관리지수)가 필요합니다. 많은 사람이 편견과 아집에 따라 '자기 나름대로 건강관리'를 하고 있지만 올바른 정보, 지식, 경험에서 우러나온 '제대로 된 건강관리'를 할 줄 알아야 호모헌드레드(사람을 뜻하는 호모 *homo*와 숫자 100*hundred*를 합한 신조어로 100세 장수 시대를 의미함) 시대를 남의 것이 아닌 자신의 것으로 만들 수 있습니다.

건강관리의 주체는 병원이나 의사가 아니라 자기 자신이어야 합니다. 건강관리는 치료가 아닌 예방이며 또한 건강하게 살아가는 습관을 만드는 것이기 때문입니다. 나아가 건강관리는 외부 치료라기보다 자기 몸의 내부 치유력을 마음껏 발휘할 수 있도록 정성과 노력을 기울이는 일입니다.

전 세계적으로 그동안 지방에 덧씌웠던 누명이 벗겨지고 탄수화물의 문제점이 드러나면서 식습관에 혁명이 일어나고 있습니다. 몇 년 전부터 제기되어 온 여러 가지 설說이 이제 검증과 실험 단계를 지나 인류 건강에 획기적인 전환점이 될 '케토제닉 시대'의 장을 열고 있는 것입니다.

우리의 희망인 '젊건날'을 위해 케토제닉 라이프스타일을 즐길 수 있다는 사실에 감사와 설렘이 교차합니다. 100세 시대에 여행과 골프를 함께 즐기는 사람들이 곁에 많이 있었으면 하는 진정한 바람으로 또 하나의 졸작을 세상에 내놓아봅니다.

저자 문 동 성

## 목 차 /contents

**시작하며** / 호모헌드레드 시대를 ·········· 4
젊고 건강하고 날씬하게 살아가기

01. 탄수화물과 당질 제한식 ··················· 10
02. 지방과 케톤체 ··················· 36
03. 단백질 ··················· 52
04. 장의 중요성 ··················· 60
05. 만성염증 ··················· 68
06. 스트레스 ··················· 72
07. 호르몬 ··················· 84
08. 수면 ··················· 92
09. 저탄(중단)고지 ··················· 98
10. 케토제닉 다이어트 ··················· 120

**글을 마치며** / 글루코제닉에서 케토제닉 ··················· 130

**부록** / 저탄고지 권장 식이 ··················· 134
저탄고지 금지 식이
저탄고지에 가끔 허용하는 음식

**참고문헌** ··················· 136

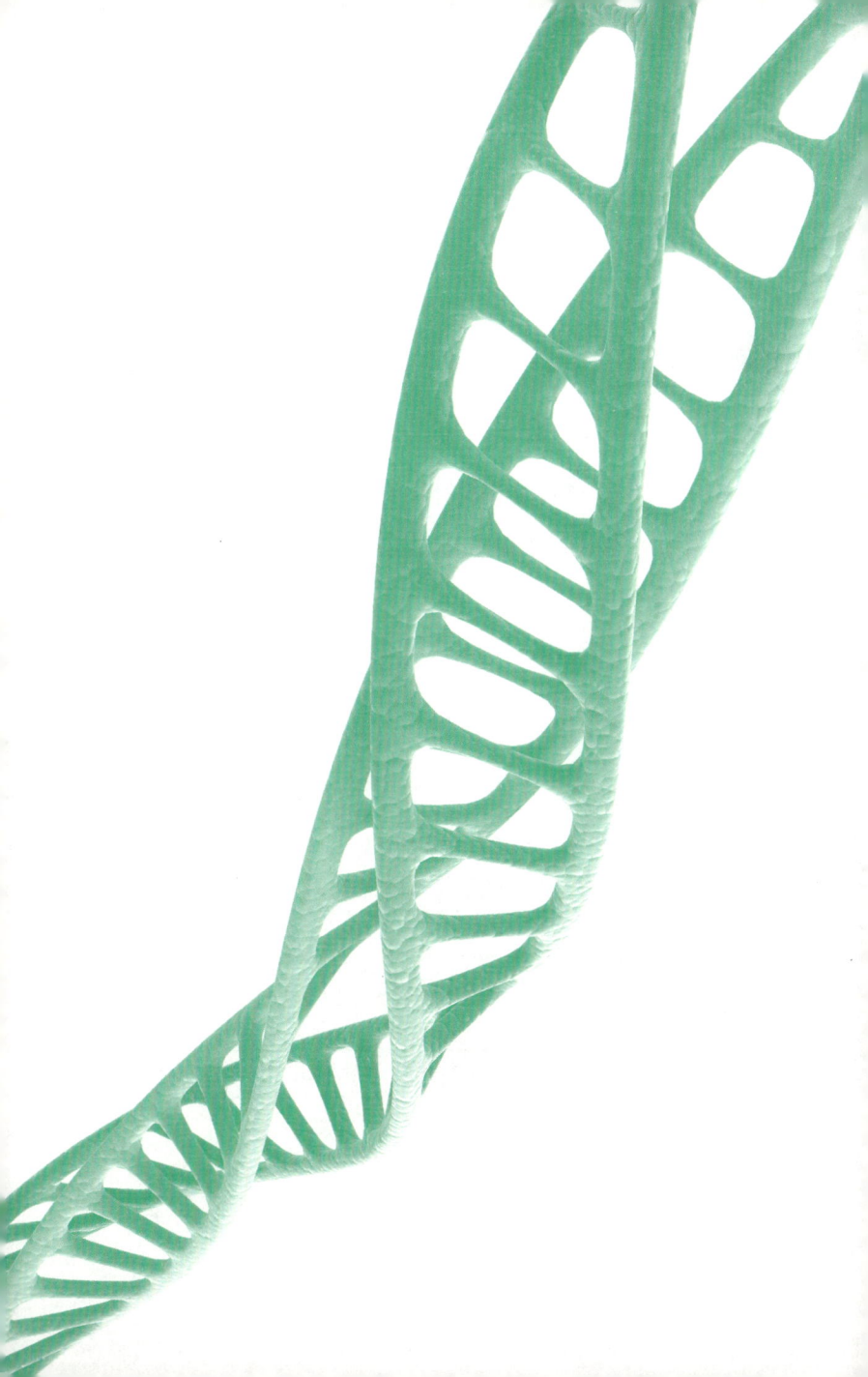

# 01
# 탄수화물과 당질 제한식

탄수화물은 우리가 주위에서 가장 많이 접하는 영양소로 당질과 섬유소가 합쳐진 것입니다. 당질은 그 자체로 에너지원으로 쓰입니다.

- **단당류**: 포도당
- **이당류**: 설탕(포도당+과당), 유당(포도당+갈락토스)
- **다당류**: 올리고당(단당 3~10개)
- **다당류**: 복합탄수화물(단당 11개 이상)

당 영양소에는 결합 형태에 따라 포도당 같은 단당류, 설탕(포도당+과당)과 유당(포도당+갈락토스) 같은 이당류, 단당이 3~10개 결합한 올리고당과 단당이 11개 이상 결합한 섬유질이나 복합탄수화물 등의 다당류가 있습니다.

오늘날 식품산업 발달로 맛있고 달콤하게 가공 혹은 정제한 단당류가 우리의 혀를 유혹하고 있지요. 현실적으로 말해 우리는 그 맛의 유혹에서 벗어나기가 상당히 어렵습니다. 어떤 사람은 이것을 식품 마피아의 음모라고 말합니다. 특히 여성의 경우 단것과 밀가루로 만든 음식(단당류)을 좋아하는데 이러한 음식을 섭취해 혈당치가 올라가면 베타-엔도르핀이라는 쾌락 유발 물질이 분비되어 잠깐의 거짓행복을 느끼게 됩니다.

우리가 입으로 음식물을 섭취할 경우 소화기관에서 효소가 작용해 잘게 부수고 갈아 소화·분해되면서 영양소로 바뀝니다. 탄수화물은 효소 아밀라제의 도움으로 소화가 이뤄지는데 빨리 씹어서 삼키면 양질의 탄수화물을 얻을 수 없으므로 입에서 오래 씹어 소화가 최대한 이뤄지도록 해야 합니다.

탄수화물이 소화·분해되면서 만들어지는 것이 포도당입니다. 다시 말해 우리가 쌀밥, 떡, 국수, 빵, 고구마, 감자, 설탕 등의 탄수화물을 먹으면 이것이 소화·분해되어 대부분 포도당 형태로 우리 몸에 흡수됩니다.

포도당이 우리 몸에 흡수되는 속도는 음식에 포함된 섬유질의 양에 따라 다릅니다. 예를 들면 쌀밥, 고구마, 현미밥을 먹을 때 각각 흡수 속도가 다르지요. 당이 우리 몸으로 흡수되어 들어오는 속도를 당지수(GI지수)라고 합니다.

빨리 소화·분해되어 빨리 흡수되는 음식은 혈당지수를 빨리 올리기 때문에 당지수가 높습니다. 천천히 소화·분해되어 천천히 흡수되는 음식은 혈당을 천천히 낮게 올리는 까닭에 당지수가 낮은 것입니다. 가령 순수한 포도당을 먹을 경우 소화·분해할 필요도 없이 곧바로 흡수되어 혈당지수가 빠르게 올라갑니다. 이러한 당질은 필수영양소가 아닙니다.

  필수아미노산, 필수지방산, 비타민, 미네랄 등은 우리 몸에 절대적으로 필요한 영양소로 음식물을 통해 섭취해야 합니다. 반면 당질은 음식으로 섭취하지 않아도 글리코겐 분해나 당신생합성_Gluconeogenesis_으로 몸에서 만들어지므로 필수당질이나 필수탄수화물이라는 말은 사용하지 않습니다.

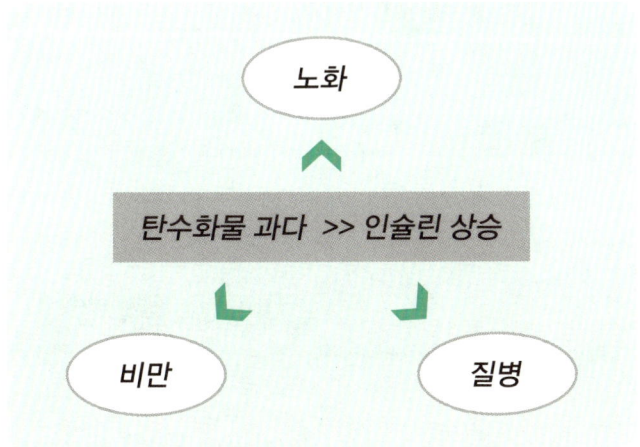

탄수화물은 배부르다는 신호를 잘 보내지 않아 자신도 모르게 많이 먹게 만듭니다. 그런 이유로 현재 탄수화물 과다 섭취가 노화, 비만, 질병(노비질)을 일으키는 주범으로 알려져 있습니다. 한마디로 혈당치가 건강관리의 가장 중요한 열쇠로 떠오른 것입니다.

그래서 인슐린호르몬을 노화호르몬, 비만호르몬, 질병호르몬이라고 부릅니다.

식사 후 에너지원으로 사용하고 남은 포도당은 간과 근육에 글리코겐으로 저장됩니다.

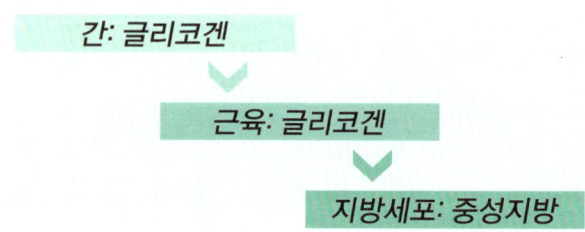

그러고도 남는 포도당은 지방세포에 중성지방TG으로 저장해 기아 상태에 대비합니다. 글리코겐의 경우 간에

저장한 것은 포도당을 생성해 전신에 사용이 가능하지만, 근육에 저장한 글리코겐은 그 부위에서만 사용할 수 있습니다. 인체는 체중 70킬로그램을 기준으로 약 70그램의 글리코겐을 간에 저장하며 근육에는 120그램 정도를 저장합니다.

만약 저녁 6시에 식사를 한다면 2시간 정도는 혈중 포도당을 에너지원으로 사용합니다. 8시 무렵부터는 간의 글리코겐이 분해되면서 혈당치를 유지하고 10시쯤에는 간에서 아미노산이나 글리세롤을 이용해 포도당신생합성 *GNG, Gluconeogenesis*을 해서 포도당을 공급합니다.

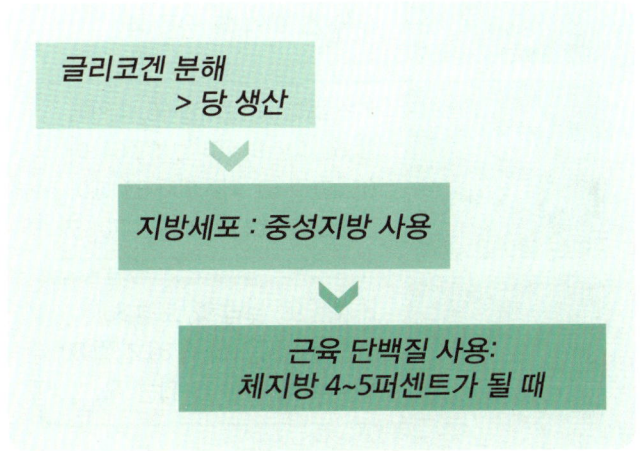

우리가 식사에서 탄수화물을 제한할 경우 인체는 글리코겐을 먼저 사용하고 이어 지방세포에 저장한 중성지방을 분해하기 시작합니다. 체지방이 4~5퍼센트 남을 때까지는 근육의 단백질 사용은 제한적이며 체지방을 계속 분해합니다. 그러므로 탄수화물을 제한하면 근육이 줄어든다는 말은 잘못 알려진 오해입니다.

## GI지수

| | |
|---|---|
| 당지수 55 이하 | 바나나 52, 현미밥 50, 포도 46, 삶은 고구마 44, 사과 36, 귤 33, 토마토 30, 버섯 29, 양배추 26, 우유 25, 미역 16, 땅콩 14 |
| 당지수 55~69 | 카스텔라 69, 보리밥 66, 파인애플 66, 파스타 65, 호밀빵 64, 아이스크림 63, 치즈피자 60, 페이스트리 59, 머핀 59, 군고구마 55 |
| 당지수 70 이상 | 바게트 93, 쌀밥 92, 도넛 86, 감자 85, 우동 85, 떡 85, 찹쌀 80, 옥수수 75, 라면 73, 팝콘 72 |

보통 순수 포도당 50그램을 먹었을 때의 당지수를 100으로 해서 다른 음식물의 당질 50그램을 먹었을 경우의 당지수를 비교숫자로 나타냅니다. 이에 따르면 당지수가 식이섬유는 0이고 혈당지수가 높은 탄수화물은 70 이상입니다. 보통 수준은 55~69, 낮은 수준은 55 이하입니다.

GI지수가 70 이상인 탄수화물 섭취 시 올리브오일에 찍어 같이 먹으면 인슐린 수치를 낮출 수 있습니다. 과일에는 당이 많지만 혈당지수가 낮은 편입니다. 이는 과일에 들어 있는 과당의 혈당지수가 대략 20에 불과하기 때문입니다.

과일의 과당은 직접 혈당을 올리지는 않지만 간에 중성지방으로 저장돼 인슐린저항성을 만들면서 간접적으로 혈당을 올립니다. 과일 중에서 혈당에 가장 좋은 것은 베리류입니다. 그중 블루베리나 블랙베리에는 안토시아닌이 많고 노화 방지 효력이 뛰어나며 혈관 건강을 높여줍니다.

반대로 식이섬유에는 당질이 전혀 없어 혈당을 올리지 않습니다. 그러므로 당질 섭취가 필요할 때는 식이섬유를 충분히 섭취해 혈당이 급속히 올라가는 것을 막는 게 질병 예방에 필수적입니다.

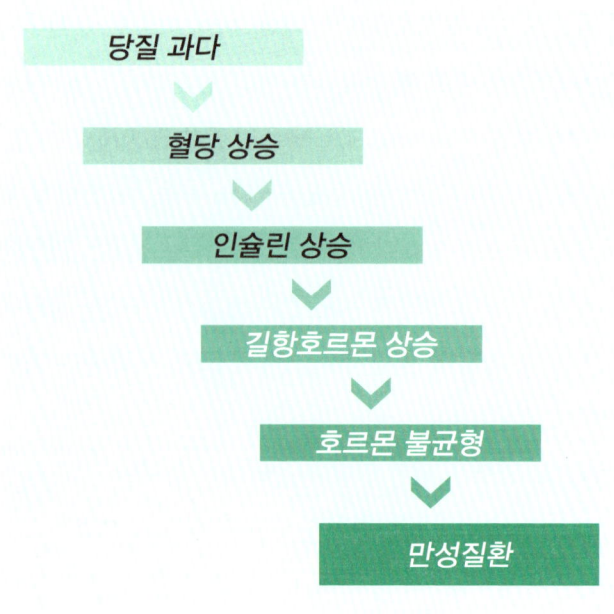

 혈당이 올리가면 우리 몸에서 인슐린이 많이 분비되고 인슐린과 반대 작용을 하는 여러 가지 호르몬(글루카곤, 스테로이드, 성장호르몬, 카테콜아민, 갑상선호르몬)이 상대적으로 증가하면서 많은 질병이 생길 수 있습니다. 결국 당질이 몸을 교란해 이런저런 만성질환이 생기게 만

드는 것입니다.

오늘날 현대인은 당질을 지나치게 많이 섭취하고 있습니다. 식생활 자체가 인체에는 비상 상태나 다름없지요. 그런 까닭에 우리 몸의 대사에너지(내분비)시스템, 자율신경시스템, 면역시스템에 혼란이 일어나 생활습관병이 발생하는 것입니다.

예를 들어 정제한 흰 설탕은 사탕수수 즙을 정제하는 과정에서 모든 영양성분, 즉 비타민, 미네랄, 염분, 섬유질, 단백질 등을 제거하기 때문에 아무 영양도 없는 칼로리 덩어리입니다. 우리가 가공식품 형태로 섭취하는 탄수화물의 절반 이상이 공장에서 만든 당분인 자당, 액상과당 등의 감미료를 포함하고 있습니다.

고과당 옥수수시럽이라는 이름으로 불리는 액상과당은 전분을 화학적으로 글루코스로 바꿔놓은 형태입니다. 이것은 설탕보다 값이 싸고 더 달아서 많은 음료수와 콜라, 과자, 케이크, 잼, 크래커, 빵 등에 사용하고 있습니다. 과당은 원래 과일에 들어 있는 천연설탕이지만 액상과당은 공장에서 인위적으로 만든 감미료입니다.

액상과당에는 대사 과정을 거쳐 지방과 트리글리세리

드로 변화하는 것이 정제한 설탕에 비해 더 쉽고 빠르다는 문제가 있습니다. 더 큰 문제는 렙틴저항성을 불러일으켜 아무리 먹어도 포만감을 느끼지 못하게 만들기 때문에 결국 과식을 초래해 고칼로리를 섭취하게 만든다는 점입니다.

이러한 설탕과 액상과당을 섭취할 경우 혈당이 급속도로 올라가고 뒤따른 인슐린이 혈당을 빠르게 떨어뜨려 저혈당증을 초래하게 만듭니다. 또 지방 대사를 방해해 혈청 중성지방 수치를 올립니다.

특히 포도당과 비타민 C는 화학구조가 비슷해 세포 속으로 흡수되는 과정에서 서로 경쟁합니다. 이때 포도당이 먼저 흡수되어 비타민 C 부족 현상이 생기면서 건강한 백혈구를 유지해주는 비타민 C 부족으로 면역력이 떨어지는 결과가 발생합니다.

당질 제한식의 세계적인 권위자로 일본의 내과의사인 에베 고지에 따르면 우리가 흔히 보는 4대 사망원인(암, 심근경색, 뇌졸중, 폐렴)과 새로운 5대 질병인 정신질환, 기타 생활습관병 등 많은 질환이 당질 과다와 관련이 있다고 합니다.

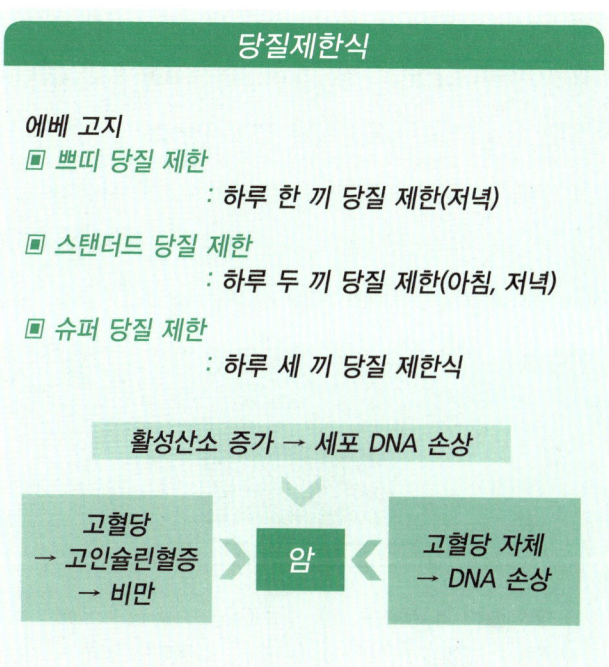

 당질 과다가 암을 유발하는 이유는 몇 가지로 살펴볼 수 있습니다.

 첫째, 고혈당의 영향으로 체내에 많이 발생한 활성산소가 세포 DNA 손상을 일으키고 이것이 세포복제 오류를 유발해 세포가 암세포로 변이됩니다.

 둘째, 고혈당 자체도 DNA 손상을 일으켜 암을 일으킵니다.

셋째, 고혈당에 따른 고인슐린혈증이 비만을 유발해 발암 위험을 높이고 암세포 성장을 촉진합니다.

그 밖에 암세포는 포도당만 에너지원으로 사용하는 것으로 알려져 있습니다. 암세포의 세포막에는 인슐린수용체가 정상세포에 비해 수십 배 이상 많습니다.

인슐린은 우리 몸에서 두 가지 주된 작용을 합니다.

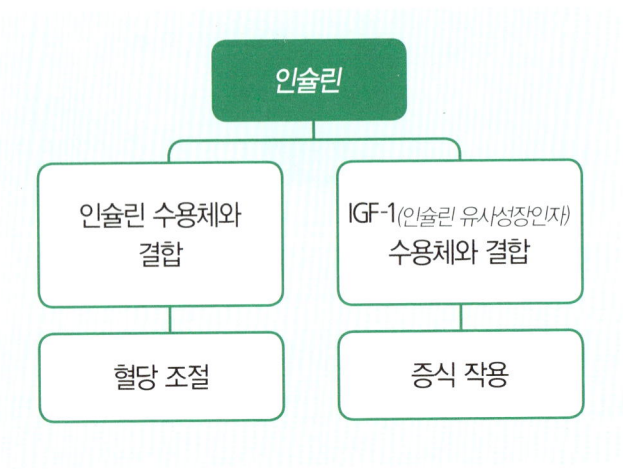

구체적으로 말해 인슐린은 인슐린수용체와 만나면 혈당을 조절하는 일을 하지만 IGF-1(인슐린 유사성장인자) 수용체와 결합하면 증식 작용을 합니다. 정상인의 경우

인슐린은 대부분 인슐린수용체와 결합하며 고인슐린혈증이 장시간 지속되면 IGF-1수용체와의 결합이 증가해 암의 원인인 증식 관련 문제가 생깁니다. 그래서 당질 제한식이 암 예방과 치료에 중요한 것입니다.

최근 연구에서는 케톤 식이요법을 추천하고 있습니다. 케톤체는 지방질에서 생겨난 물질로 매일 인체의 에너지원으로 쓰입니다. 간이 지방 분해물질을 대사할 때 케톤체라는 작은 입자가 만들어지는데 세포가 이것을 에너지원으로 사용하는 것입니다.

**혈당치 140mg% 이상**
**→ 포도당미니스파이크**

⬇

**혈당치 180mg% 이상**
**→ 활성산소/AGE**(Advanced Glycation Endproducts)
**: 최종당화산물**

⬇

**혈관 내피 손상 + AGE + LDL콜레스테롤**
**→ 동맥경화**

또한 혈당치가 높아질 경우 혈관 내피 손상을 일으키는 급격한 혈당치 상승이 발생하며 이를 포도당스파이크(가시)라고 부릅니다. 대개 혈당치가 140mg/dℓ 시 포도당미니스파이크가 발생하고 180mg/dℓ 시 활성산소가 발생하며 결국 최종당화산물_AGE, Advanced Glycation Endproducts_이 생깁니다.

혈당화 → 당화혈색소 (HbA1c) → 최종당화산물 (AGEs)

혈당이 체내 단백질과 결합하는 것을 '당화'라고 합니다. 당화가 계속되면 당이 적혈구의 헤모글로빈과 결합해 글리코헤모글로빈(당화혈색소)이 생성되며 최종단계로 최종당화산물_AGEs_이 만들어집니다. 이 당화혈색소는 3개월간의 평균 혈당 수치를 반영하는데 정상인은 5.7퍼센트 미만, 당뇨 전단계는 5.7~6.4퍼센트 그리고 6.5퍼센트 이상은 당뇨로 진단합니다.

우리 몸의 정상 혈당은 70~110mg% 정도이며 정상인은 밥을 굶어도 60mg% 이하로 떨어지는 일이 없습니다. 식후 혈당이 180mg% 이상을 넘는 경우도 없습니다. 그러나 공복 혈당이 140mg% 이상일 경우 고혈당으로 봅니다.

일반적으로 임신부는 120mg% 이상, 일반인은 180mg% 이상 혈당이면 세포를 상하게 하는 독이 될 수 있다고 말합니다. 중요한 것은 식후 2시간 혈당이 140mg%를 넘지 않게 하는 일입니다. 식후 고혈당과 평균 혈당 변동폭이 크면 클수록 산화스트레스가 증가해 체내가 녹슬기 쉽습니다. 공복 혈당은 100mg% 미만, 식후 2시간 혈당은 140mg% 미만, 당화혈색소는 5.7퍼센트 미만으로 유지하는 것이 좋습니다.

활성산소로 인한 산화스트레스가 발생할 경우 혈관이 쉽게 상처를 입습니다. 여기에 최종당화산물과 입자가 작은 콜레스테롤LDL-Cholesterol이 달라붙으면서 동맥경화증이 발생합니다. 현대인의 식습관 변화로 최종당화산물이 증가하고 있는데 이는 불에 직접 구운 음식, 당분이 많은 음식, 튀긴 음식, 가공한 음식을 많이 섭취하고 있기 때문입니다.

최종당화산물은 활성산소와 더불어 여러 가지 질병과

노화를 일으키는 물질입니다. 이것은 주로 탄수화물과 아미노산(콜라겐) 반응으로 생겨나는 물질로 대사증후군과 밀접한 관련이 있습니다. 활성산소는 항산화제 복용으로 줄일 수 있지만 최종당화산물은 특별한 치료 방법이 없고 당질 제한 같은 식습관 변화로 줄일 수밖에 없습니다.

인슐린은 체지방 분해를 억제하고 지방 합성을 늘리는 작용을 하는데 이 때문에 동맥경화가 악화됩니다. 당질 제한식을 하면 인슐린 분비가 줄어들고 정신질환도 호전됩니다. 당질 섭취로 혈당이 오르락내리락하면 마음이 불안정해집니다. 이때 당질 제한 식사를 할 경우 여러 가지 정신질환(우울증, 조현증, 양극성장애) 치료에 도움을 받습니다. 특히 인슐린에 대항해 분비되는 아드레날린이 심리적 흥분을 일으키는 것으로 알려져 있습니다.

당질 제한식은 체중을 줄이는 효과도 있습니다. 사실 비만 해결에는 지방 제한보다 당질 제한이 원칙입니다.

> ### 당질 제한식이 비만을 해결하는 이유
>
> *1. 지방을 에너지원으로 사용 - 지방 감소*
> *2. 인슐린 분비 감소 - 지방 저장 감소*
> *3. 간의 당신생합성에 에너지 사용 증가*
> *4. 식사유발성 열 생산 증가 : 단백질 섭취 증가 시*

여기에는 몇 가지 이유가 있습니다.

첫째, 우리 몸은 에너지원으로 당과 지방을 사용하는데 당질을 제한하면 지방을 에너지원으로 사용하므로 지방 분해가 촉진됩니다.

둘째, 인슐린은 우리 몸에서 남은 열량을 지방세포에 저장하는 비만호르몬으로, 당질을 제한할 경우 비만호르몬인 인슐린 분비가 줄어듭니다.

셋째, 우리 몸에는 당만 에너지원으로 사용하는(가령 적혈구는 당만 에너지로 사용한다) 기관이 있습니다. 따라서 혈당이 부족해지면 간의 아미노산이나 젖산, 지방의 글리세롤을 원료로 당을 만들어내는 포도당신생합성이 많이 일어납니다. 이 과정에서 많은 에너지를 사용하므로 살이 빠지게 되지요.

포도당신생합성 기능은 매우 뛰어나 식사로 섭취하지 않아도 우리 몸이 필요로 하는 포도당은 부족하지 않습니다. 그래서 국제식사에너지 컨설테이션그룹의 1999년 보고서는 이렇게 명기하고 있습니다.

"식사로 섭취해야 하는 당질의 최소 필요량은 0이다."

넷째, 영양소마다 소화·흡수에 사용하는 에너지의 양이 다릅니다. 이것을 '식사유발성 열 생산'이라고 부르지요.

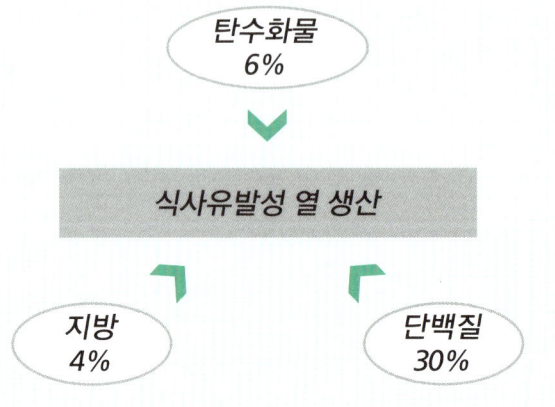

영양소별로 식사유발성 열 생산에 사용하는 에너지 비율을 보면 당질 6퍼센트, 지방 4퍼센트, 단백질 30퍼센트입니다. 당질 제한식을 하면 대신 대사 과정이 복잡한 단백질을 많이 먹으므로 그 소화·흡수에 에너지를 많이 사용해 그만큼 살이 빠집니다.

이상적인 체중에 도달한 뒤에는 저녁에만 당질 제한식을 해도 효과가 있습니다. 잘 유지되지 않을 때는 아침, 저녁으로 당질을 제한하고 점심에만 가볍게 당질을 섭취하는 방법을 습관화하면 됩니다.

결국 인슐린이 지나치게 분비되지 않도록 해주는 식생활을 습관화하는 것이 중요합니다.

### 당질 제한식 효과

| | | |
|---|---|---|
| 당뇨병 | 편두통 | 역류성 식도염 |
| 아토피피부염 | 알츠하이머 (치매) | 불안, 초조 |
| 다낭성난포증후군, 불임 | 충치, 치주염 | 감기, 호흡기질환 |

당질 제한식은 당뇨의 모든 단계에 효과가 있습니다. 먼저 당뇨를 유발하는 병을 개선해 당뇨를 예방합니다. 그리고 당뇨 환자의 혈당 조절을 개선하고 당뇨 합병증을 예방하며 합병증 증상을 개선합니다.

당질 제한 식사는 당뇨병에만 효과가 있는 게 아니라 심지어 편두통(어떤 원인으로 혈관이 수축했다가 갑자기 혈관이 열릴 때 급격한 혈류량 증가로 생기는 질환) 개선 효과도 냅니다. 역류성식도염도 그 원인이 대부분 당질 과다 섭취에 따른 위산분비 과다인데 당질 섭취를 줄이면 위산분비가 줄어들면서 증상이 완화되는 경우가 많습니다. 아토피피부염 역시 당질 제한식으로 혈액순환이 좋아지면 건조한 피부가 개선되면서 증상이 호전됩니다.

당질이 적은 식생활은 인간 본래의 식사(구석기 시대 식시인 팔레오 식사)에 근접하기 때문에 혈액순환이 좋아지고 체내 대사가 안정을 찾아 자연치유력과 면역 조절 능력을 개선해줍니다.

알츠하이머(치매)는 뇌세포에 베타아밀로이드가 침착해서 생기는 질환인데, 이런 베타아밀로이드를 분해하는 것이 인슐린 분해 효소입니다. 그런데 당질을 많이 섭취해 인슐린이 늘어나면 인슐린 분해 효소가 인슐린 분해에 모두 쓰이므로 베타아밀로이드를 분해할 여력이 사라집니다. 이때 남아도는 혈중 베타아밀로이드가 뇌세포에 쌓여 치매가 생긴다고 알려져 있습니다. 즉, 인슐린은 노화 호르몬이기도 합니다.

혈당치 상승으로 인슐린이 많이 분비되면 여러 가지 길항호르몬이 분비되면서 체내 호르몬 균형이 무너져 불임, 다낭성난소증후군이 생깁니다. 당질을 많이 섭취하는 사람은 면역력이 떨어져 감기뿐 아니라 충치나 치주질환에도 잘 걸립니다. 또한 지방간이나 비알콜성 지방간염을 일으키고 많은 이산화탄소를 배출하면서 폐에도 부담을 줍니다. 심지어 권태감도 오랜 기간 지속된 당질 과다에서 오는 것으로 알려져 있습니다.

당질 제한은 온몸의 혈액순환을 촉진하기 때문에 건강한 모발, 긴 속눈썹, 매끄러운 피부를 지니게 해줍니다. 그리고 당질을 줄이면 마음도 얼굴도 온화해집니다. 왜 그럴까요? 당질 과다 섭취로 혈당이 오를 경우 인슐린이 과다 분비되고 조금 지나면 저혈당에 빠집니다. 이때 아드레날린이 분비되어 흥분 작용을 하지요. 당질 제한은 인슐린과 아드레날린 분비를 자극하지 않으므로 흥분하지 않고 평온한 상태를 유지하게 해줍니다.

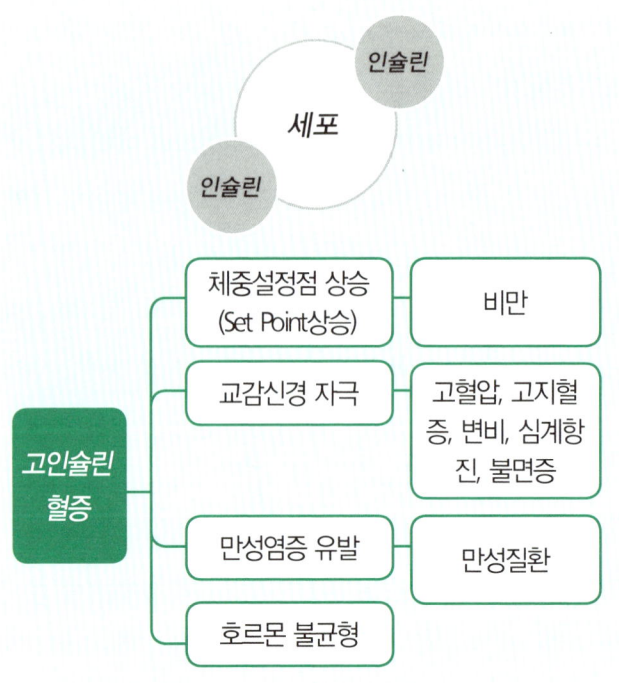

인슐린호르몬을 열쇠라고 하면 열쇠구멍에 해당하는 것은 인슐린리셉터(수용체)입니다. 활성산소가 늘어나면

그것이 인슐린리셉터에 달라붙어 수용체 기능을 제대로 하지 못합니다. 또 만성염증으로 인슐린수용체가 망가질 경우 인슐린이 수용체에 달라붙지 못합니다.

이때 작용하는 인슐린이 줄어들면서 췌장에서 인슐린을 더 분비해 인슐린의 양이 증가하는데 이런 상황을 '인슐린저항성'이라고 합니다. 이 경우 간에서 포도당 생성을 조절하지 못하고 근육에서 포도당 이용을 촉진하지 못합니다.

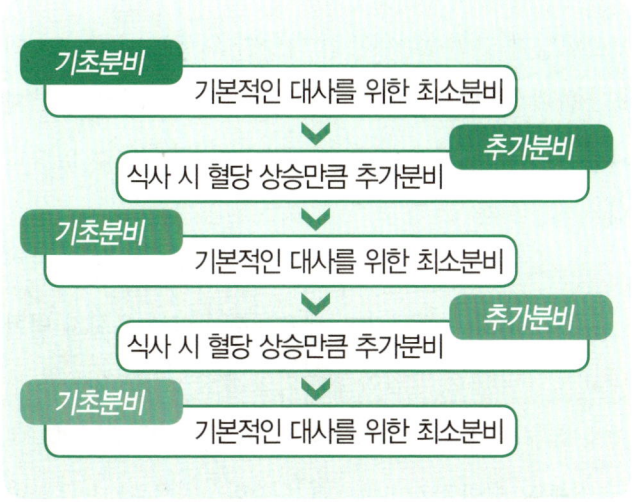

인슐린 분비에는 두 가지 패턴이 있습니다.

하나는 하루 24시간 동안 늘 소량씩 분비하는 기초분비로 이는 생명유지에 필요한 최소한의 인슐린입니다. 다른 하나는 섭취한 음식물의 당질로 인해 상승한 혈당치를 낮추고자 나오는 추가분비로 어떤 음식(음식마다 당지수에 차이가 있다)을 먹느냐에 따라 추가분비량이 달라집니다.

당질 제한식의 경우 추가분비가 기초분비에 비해 2~3배 수준인데 비해 통상적인 식사에서는 추가분비가 기초분비의 20~30배에 달합니다.

고혈당과 고인슐린혈증의 다양한 위험성을 고려할 때 최소한의 기초분비와 최소한의 추가분비 인슐린으로 지내는 식생활이 가장 건강한 식생활이라고 할 수 있습니다.

우리 주위에는 정제하고 가공한 탄수화물 음식이 넘쳐나고 있습니다. 현대인이 탄수화물에 중독되는 이유는 무엇보다 구하기 쉽고 금방 에너지가 솟는 것이 느껴지며 또 기분이 좋아지기 때문입니다. 현실적으로 그 달콤한 유혹을 뿌리치는 것은 매우 힘듭니다. 가장 현명한 방법은 혈당치를 올리지 않으면서 인슐린 분비를 최소화하는 것인데, 과연 어떻게 해야 할까요?

현대를 살아가는 우리가 건강을 지키는 최선의 방법은 식전에 식이섬유보충제를 먹는 게 아닐까 합니다. 식이섬유와 함께 탄수화물을 섭취하면 혈당이 서서히 오르기 때문에 급격한 혈당 변화에 따른 포도당스파이크가 발생하지 않습니다. 또 최종당화산물이나 활성산소가 생기지 않아 혈관벽 손상이 없습니다. 여기에다 혈당 상승에 따른 고인슐린혈증으로 생기는 지방 축적 등이 없어서 건강한 혈관과 몸매를 유지할 수 있습니다.

현대인의 식습관과 음식을 생각해볼 때 식이섬유를 섭취하고 식사 후에 유산소운동(걷기나 산책하기)을 하는 것은 바람직한 건강관리 습관입니다. 이 두 가지만으로도 근육이 혈당을 사용하게 함으로써 인슐린 분비를 자극하지 않는 생활의 습관화가 가능하기 때문입니다.

알다시피 지금은 건강관리가 필수인 시대이고 그것은 다른 사람이 대신 해줄 수 없습니다.

# 02
# 지방과 케톤체

지질은 중성지방, 인지질, 스테로이드로 나눌 수 있습니다. 우리가 흔히 말하는 지방은 중성지방이며 이것은 글리세롤과 지방산으로 구성되어 있습니다.

지방산은 다시 포화지방산, 불포화지방산, 트랜스지방산으로 나뉩니다.

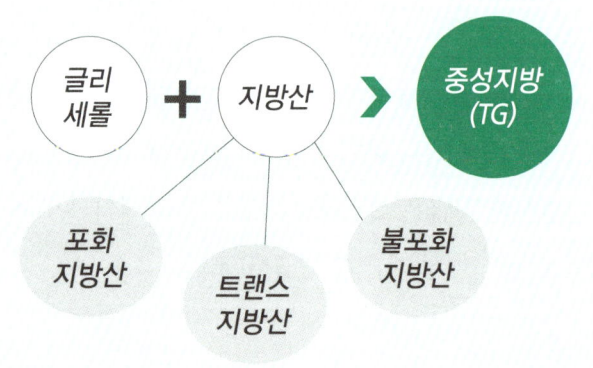

포화지방산은 고체 형태이며 불포화지방산은 액체 형태를 띱니다. 이 중 포화지방산은 탄소 수에 따라 탄소 수 6개 이하인 버터·유지방 등의 짧은 사슬 지방산, 탄소 수 8~10개의 코코넛오일·야자유·우유지방·팜유 등의 중간 사슬 지방산, 탄소 수가 12개 이상인 육류에 많은 긴 사슬 지방산으로 분류합니다. 그중에서도 중간 사슬 지방산은 흡수가 빠르고 에너지 효율이 뛰어납니다.

트랜스지방산은 화학구조상 붙인 이름으로 지방산에 인위적으로 수소를 첨가해 고체 형태로 만든 것입니다. 이것은 화학구조상 시스형과 트랜스형으로 나뉘는데 트랜스형이 인체에 해롭습니다.

지방은 다른 영양소와 달리 두 배 이상 높은 에너지가 발생하기 때문에 열량이 높아 유리하지만(9kcal/g), 반대로 두 배 이상의 활동이 없을 경우 남아도는 열량이 살을 찌우거나 비만을 유발합니다. 그래서 지방을 '열 관리자'라고 부르기도 합니다. 과거에는 지방을 무조건 비만의 주범으로 생각했으나 요즘에는 케토시스 상태의 이로운 점이 밝혀지면서 지방에게 씌웠던 누명이 서서히 벗겨지고 있습니다.

불포화지방은 견과류나 해산물에 많이 들어 있고 세포막을 단단하게 만들어줍니다. 또 이것은 생리 대사가 잘 이뤄지도록 해주는 지방입니다. 반면 포화지방의 대표적인 것은 육류에 들어 있는 동물성지방으로 상온에서 고체 상태로 존재합니다.

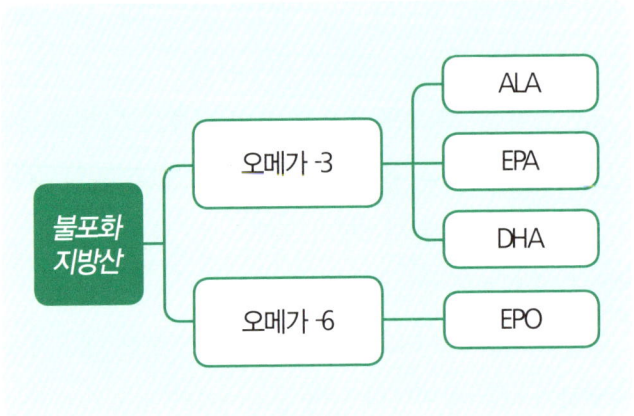

불포화지방은 상온에서 액체 상태로 존재하며 화학구조상 오메가-6와 오메가-3 지방산으로 나뉩니다. 우리 주위에서 흔히 보는 액체 상태의 식용유가 여기에 속합니다. 이런 지방을 오메가-6지방산이라 하는데 우리가 과다하게 섭취하는 불포화지방입니다.

오메가-3지방산은 EPA, DHA로 구성되어 있으며 영양학적으로 중요한 지방입니다. 주로 견과류나 등 푸른 생선에 많이 함유되어 있습니다. 1970년대에 덴마크 연구자 존 다이어버그Jorn Dyerberg 박사가 그린란드에 거주하는 원주민 이누이트족의 건강 상태를 조사한 이후 오메가-3지방산의 심혈관 효능이 알려지기 시작했습니다. 건강한 생활을 위해서는 오메가-3지방산을 충분히 섭취하되 오메가-6지방산과의 비율을 4 : 1로 하는 것이 좋다고 알려져 있습니다. 오메가-6지방산 가운데 달맞이꽃종자유EPO는 양질의 오메가-6지방산으로 피부염이나 월경전증후군에 탁월한 효과를 보입니다.

오메가-3지방산은 크게 세 종류로 나눌 수 있습니다.

첫째는 알파리놀렌산ALA, Alpha Linolenic Acid으로 들기름과 참기름에 많이 들어 있습니다. 둘째는 EPA로 오메가-3지방산의 EPA는 화학적으로 탄소 원자가 10개인 다가불포화지방산입니다.

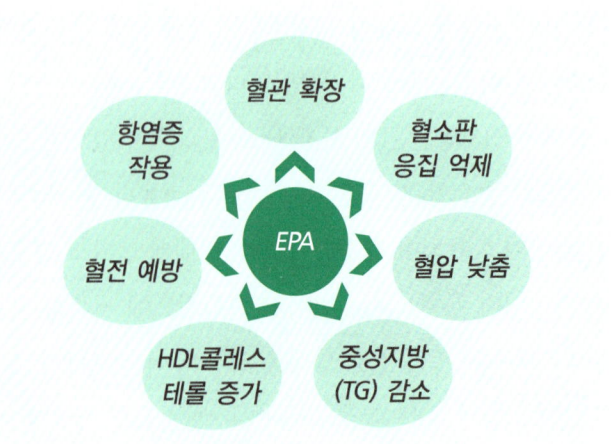

EPA는 체내에서 프로스타글란딘으로 변환되어 여러 가지 기능을 합니다. 가령 혈관 확장, 혈소판 응집 억제, 혈압 낮춤, 혈액 중 중성지방TG 감소, 동맥경화를 억제하는 착한 콜레스테롤HDL 증가, 혈전 예방, 항염증 작용(EPA의 PG3로 전환), 혈액순환 개선 그리고 피를 묽게 만드는 효과를 내는 물질입니다. 특히 중성지방을 줄이는 데 탁월한 효과를 보이는 것이 오메가-3를 영양제로 섭취해야 하는 가장 중요한 이유입니다.

셋째는 DHA로 이것은 탄소 원자가 22개인 다가불포화지방산이며 뇌신경세포의 원료물질이자 망막의 구성물질입니다. 이에 따라 DHA는 뇌와 눈 건강에 도움을 주는 물질로 알려져 있습니다. DHA는 지방산 가운데 가장 불포화한 것으로 세포막이 유체에 가깝게 하는 유동적 세포막을 만들어 인슐린수용체를 많이 지니게 합니다.

이러한 오메가-3는 항염증 작용이 탁월하고 급성염증보다 스트레스와 과로에 따른 오래된 만성염증(비밀스런 살인자인 고온, 발적, 종창, 통증)에 효과가 뛰어납니다. 매일 생선을 먹는 것은 쉽지 않으므로 영양제 형태의 오메가-3를 선택하는 것도 좋습니다. 매일 섭취해야 하는 오메가-3는 제품마다 순도차이가 크므로 순도 높은 제품(최소 50퍼센트 이상)으로 골라야 합니다.

오메가-3와 오메가-6는 1:1~1:4 정도로 섭취하는 것이 좋습니다. 현대인은 상대적으로 오메가-6를 약 20배 이상 더 섭취하므로 오메가-3를 충분히 섭취하는 것이 바람직합니다.

### 식물성기름에 함유된 오메가-3와 오메가-6 비율

| 식물성기름 | 오메가-3 | 오메가-6 |
|---|---|---|
| 올리브오일 | 1 | 6 |
| 콩기름 | 1-3 | 8 |
| 카놀라유 | 1 | 2 |
| 옥수수유 | 1 | 34 |
| 포도씨유 | 1 | 74 |
| 참기름 | 1 | 147 |
| 들기름 | 4 | 1 |

그런데 포화지방보다 더 나쁜 지방이 트랜스지방입니다. 트랜스지방은 액체 상태의 식물성기름을 반고체 상태로 가공하는 과정에서 생성되는 지방으로 수소화한 경화유지입니다. 식물성기름을 튀길 때도 발생하며 식물성쇼트닝, 마가린, 크래커, 쿠키, 도넛, 튀김류, 팝콘, 냉동피자 등 우리가 즐겨 먹는 거의 모든 가공식품을 비롯해 냉동식품·패스트푸드식품·인스턴트식품에 첨가되어 있습니다.

바삭바삭한 식감을 살려주는 트랜스지방은 입을 즐겁게 해주지만 일단 몸으로 들어오면 독성물질로 변합니다. 또 체중을 늘릴 뿐 아니라 나쁜 콜레스테롤은 높이고 좋은 콜레스테롤은 떨어뜨리는 작용으로 심혈관질환이나 당뇨 등 대사증후군을 일으킵니다. 여기에다 위암, 간암, 대장암, 유방암 등 각종 암을 유발합니다.

세계보건기구는 트랜스지방의 일일 허용량을 하루 섭취 에너지의 1퍼센트 이내로 제한하고 있습니다. 성인의 하루 섭취 에너지를 2,000킬로칼로리로 볼 때 트랜스지방의 하루 제한량은 2그램 이내인 것입니다. 이는 도넛 한 개, 크루아상 반 개, 감자튀김 3분의 2봉지, 과자 한 봉지에 해당합니다.

전 세계 심혈관질환의 주범으로 콜레스테롤이 문제로 부상하고 있지만 정제한 설탕이나 액상과당이 포도당스파이크로 작용해 혈관을 손상시키는 것도 큰 문제입니다. 단백질 대사 과정 중 메티오닌이 시스테인으로 전환될 때 중간 단계에서 혈중 호모시스테인이 증가하는 것이 동맥경화의 원인으로 알려져 있습니다.

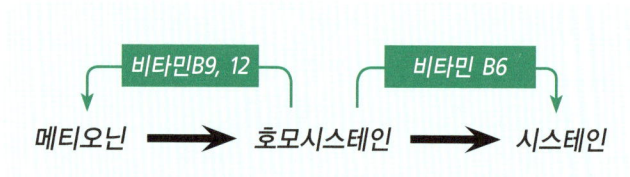

 호모시스테인은 메티오닌 대사 과정에 생기는데 비타민 B6로 호모시스테인을 시스테인으로 변환시키거나 비타민 B9과 비타민 B12를 이용해 메티오닌으로 변환시켜 혈중 호모시스테인을 줄이면 동맥경화 위험성을 낮출 수 있습니다.

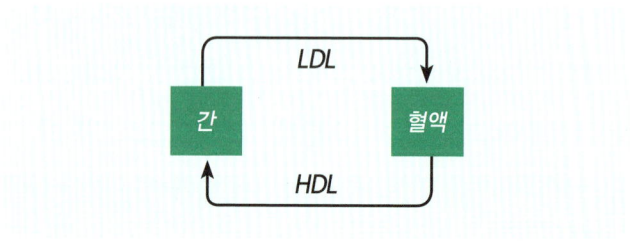

 많이 알려진 콜레스테롤은 LDL, HDL이라는 단백질 분자와 결합해 몸의 각 세포로 이동합니다. 그중 LDL은 동맥 내벽에 쉽게 달라붙을 뿐 아니라 플라크 축적을 유발해 나쁜 것으로 불립니다. HDL은 동맥에서 LDL을 떼어

내고 그것을 다시 간으로 운반해 재생하도록 만드는 역할을 하기에 좋은 것이라고 불립니다.

정확히 말하면 좋은 콜레스테롤이 아니라 좋은 HDL, 나쁜 콜레스테롤이 아니라 나쁜 LDL이라고 불러야 합니다. 흔히 모든 콜레스테롤은 나쁜 것이라는 누명을 쓰고 있지만 사실 콜레스테롤도 우리 몸에 필요한 성분입니다.

콜레스테롤은 세포막과 세포벽을 구성하는 성분으로 세포막을 새로 만들거나 재생할 때, 세포막의 투과성과 유동성을 만들 때 필요한 물질입니다. 또 담즙산과 스테로이드호르몬, 지용성비타민을 생산하거나 합성할 때도 매우 중요한 성분입니다.

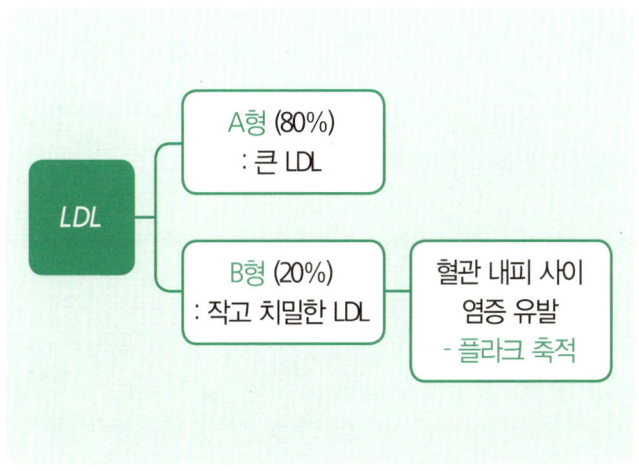

LDL 알갱이는 크기가 다양하며 주로 식이지방에서 생기는 큰 것(A형)은 혈관 안쪽 세포로 파고들 수 없어서 동맥경화를 일으키지 않습니다. 반면 작고 치밀한 알갱이(B형)는 동맥 내벽, 즉 내피의 간극 결합 안에 있는 세포들 사이를 비집고 들어가 염증을 일으키고 플라크를 축적합니다. 이 작고 치밀한 LDL은 콜레스테롤보다 탄수화물 섭취에 따른 인슐린, 렙틴저항성 환경에서 생긴다는 사실이 밝혀졌습니다.

결론적으로 인슐린과 렙틴은 심혈관질환과 밀접한 관련이 있지만 문제는 콜레스테롤이 아니라 정제한탄수화물에 있습니다. 혈류 속의 콜레스테롤 수치가 지속적으로 증가한다면 만성염증이 그 원인이라는 사실을 고려해야 합니다. 즉, 몸속 세포가 손상을 입었을 때 이를 회복시키기 위해 콜레스테롤이 해당 부위로 이동하느라 콜레스테롤 수치가 높아질 수 있습니다.

```
                    ┌─────────────┐
                    │    지방     │
                    │ :콜레스테롤 │
                    └─────────────┘
┌─────────────┐        ╔═════╗        ┌─────────────┐
│   아미노산  │        ║ 동맥 ║        │  탄수화물   │
│ :호모시스테인│       ║ 경화 ║        │ :최종당산화물│
└─────────────┘        ╚═════╝        │   (AGEs)    │
                                      └─────────────┘
```

## 콜레스테롤 오해

| 콜레스테롤은 나쁘다 | — | 호르몬, 세포막, 담즙산 원료 |
| 콜레스테롤은 심혈관질환의 원인 | — | 심혈관질환 원인은 만성염증 |
| 좋은 콜레스테롤과 나쁜 콜레스테롤이 있다 | | |
| 콜레스테롤 수치를 낮춰야 한다 | | |

콜레스테롤이 받는 오해 중 첫 번째는 '콜레스테롤은 나쁜 것'이라는 믿음입니다. 콜레스테롤은 신경세포의 구성요소인 미엘린초(신경을 둘러싸고 있으면서 전기적 신호가 흐르도록 하는 신경 외피)의 성장과 재생에 필수적이며 세포막 형성과 담즙, 스테로이드호르몬, 지용성비타민 합성에도 꼭 필요한 물질입니다.

 두 번째는 '콜레스테롤은 심혈관질환의 최고 원인'이라는 것입니다. 사실 심혈관질환의 원인은 염증입니다. 세 번째는 좋은 콜레스테롤과 나쁜 콜레스테롤이 있다는 말입니다. 콜레스테롤은 나쁜 게 아니라 우리 몸에 필요한 성분입니다. 나쁜 것은 염증이지요. 네 번째는 콜레스테롤 수치를 낮추는 것이 중요하다는 것입니다. 낮춰야 하는 것은 콜레스테롤 수치보다 혈액 속에 있는 콜레스테롤 입자의 종류와 수입니다.

```
        호모시스테인
혈당                        활성산소
스파이크    혈관
            내막손상
```

```
        혈관 내막 손상
              ▼
  LDL 콜레스테롤(작고 치밀한 B형) 침착
              ▼
   대식세포의 탐식 → 쌓임 → 플라크
          거품세포형성
       염증반응 → CRP상승
              ▼
      혈소판이 모여 아테롬 형성
       → 혈전 → 뇌, 심근경색
```

    고혈당에 따른 혈당스파이크나 호모시스테인, 활성산소의 영향으로 혈관 내막 내피세포에 손상이 일어나면 여기에 작고 치밀한 콜레스테롤 입자가 세포 사이사이로 파

고들어 쌓이면서 대식세포가 출동합니다. 콜레스테롤을 잡아먹은 대식세포는 그 자리에서 죽어 쌓이는데 이를 플라크라고 합니다.

플라크의 일부가 파열되고 여기에 혈소판들이 모여 아테롬(질척하고 부드러운 지방)이 만들어지고 혈액이 뭉치면서 혈전이 생깁니다. 이 혈전이 뇌동맥이나 심근동맥을 막아 뇌경색, 심근경색이 발생하는 것입니다.

혈당스파이크나 탄수화물 과다 섭취로 만들어진 중성지방에서 생겨난 LDL을 생각해볼 때, 동맥경화의 가장 큰 원인은 콜레스테롤이 아니라 탄수화물 과다 섭취임을 알 수 있습니다.

## 03 단백질

**영양소별 열 발생률**

- 탄수화물 6%
- 단백질 30%
- 지방 4%

　3대 영양소 중 나이가 들수록 체중 조절을 위해 많이 섭취해야 할 영양소는 단백질입니다. 단백질은 소화·흡수 과정에서 많은 칼로리를 소비합니다. 음식에 따른 열 발생률을 영양소별로 비교해보면 단백질 30퍼센트, 탄수화물 6퍼센트, 지방 4퍼센트 정도입니다.

그래서 탄수화물은 열 에너지원, 지방은 열 관리자, 단백질은 열 소유자라고 부르는데 그 열을 유지하고 보관하는 것이 근육입니다.

단백질은 근육 합성을 도와 미토콘드리아 숫자를 늘림으로써 기초대사량을 올려줍니다. 또한 포만감을 주는 효과도 크고 오래 지속되며 인슐린저항성이나 렙틴저항성을 줄이는 데도 도움을 줍니다. 이런 이유로 똑같은 칼로리를 먹더라도 단백질이 체지방으로 쌓일 가능성이 낮습니다.

한편 단백질이 분해된 아미노산은 우리 몸의 간 해독 과정에 반드시 필요한 물질입니다. 영양학자들은 단백질 하루 섭취 권장량을 자기 체중(kg)당 0.8그램으로 이

야기합니다. 체중 감량을 위해서는 이보다 많은 체중당 1.0~1.5그램을 섭취해야 다이어트에 성공할 수 있습니다.

그러나 불규칙한 일상과 잦은 외식으로 끼니마다 양질의 단백질을 챙겨 먹는 것은 쉬운 일이 아닙니다. 이 경우 단백질보충제가 좋은 대안일 수 있습니다.

단백질보충제는 유청단백과 대두단백으로 나뉩니다.

유청은 우유로 치즈를 만드는 과정에서 생기는 액상 형태를 말합니다. 신선한 액상유청에는 단백질이 1퍼센트 들어 있는데 이 단백질만 추출해서 만든 것이 유청단백입니다. 연구에 따르면 유청단백은 한 번에 20그램을 복용하는 것이 가장 이상적이라고 합니다. 더 많이 섭취한다고 해서 근육이 더 많이 생기는 것은 아닙니다. 유청단백은 가격이 비싸다는 단점이 있지만 대두단백보다 유리한 몇 가지 장점도 있습니다.

## 유청단백의 장점

» 빠른 흡수 → 근육 합성 효과가 큼
» 류신 많음 → 근육 생성 자극 효과, 포만감 지속
» 비만호르몬 감소 → 인슐린, 코르티솔, 그렐린 감소
» 대두단백보다 에너지 소비량 더 증가시킴 → 체중 감량 효과
» 노인 근육 유지에 더 효과적

첫째, 유청단백은 흡수가 매우 빠릅니다. 빠르게 흡수되는 단백질일수록 근육 합성 효과가 큽니다. 실제로 유청단백이 대두단백보다 근육 합성 효과가 큽니다.

둘째, 유청단백에는 류신이라는 아미노산이 대두단백보다 50~75퍼센트 더 들어 있습니다. 류신은 근육 생성 자극 효과가 크고 포만감을 오래 지속시키는 효과도 있습니다.

셋째, 유청단백은 비만 관련 호르몬에 영향을 주어 인슐린과 코르티솔, 그렐린호르몬 분비가 감소합니다.

넷째, 유청단백이 대두단백보다 에너지 소비량을 더 증가시켜 체중 감량에 유리합니다.

다섯째, 노인 근육 유지에 더 효과적입니다.

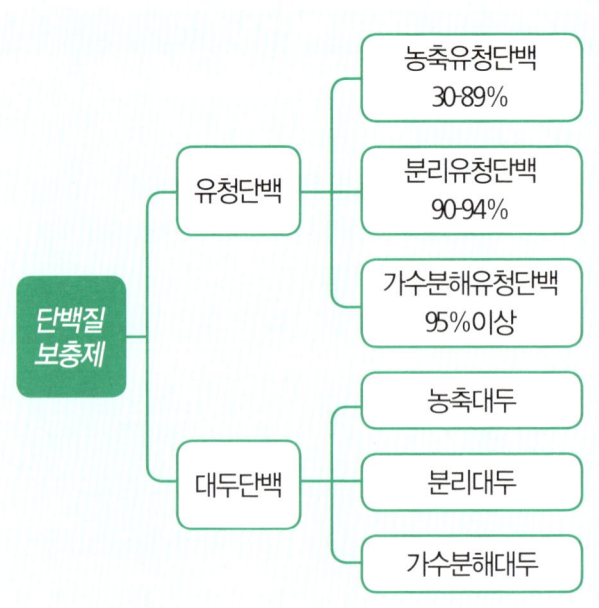

　유청단백에는 농축 유청단백, 분리 유청단백, 가수분해 유청단백의 세 종류가 있습니다.

　농축 유청단백은 단백질 함량이 30~89퍼센트로 약간의 지방, 콜레스테롤, 유당을 비롯해 생물학적 활성이 높은 물질이 들어 있습니다.

　분리 유청단백은 단백질 함량이 90~94퍼센트로 약간 우유 맛이 나며 유당은 거의 없습니다.

가수분해 유청단백은 단백질 함량이 95퍼센트 이상으로 매우 높고 소화가 잘되게 펩티드 형태로 좀 더 잘게 부순 제품입니다. 가격이 비싸고 쓴맛이 나기 때문에 단백질보충제로 많이 이용하지 않습니다.

 대두단백은 유청단백에 비해 체내 흡수나 근육 단백 생성이 조금 뒤떨어지지만 그 나름대로 장점을 지니고 있습니다.

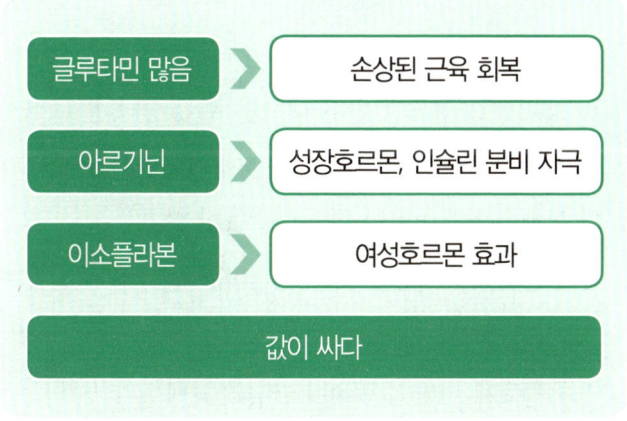

 우선 대두단백에는 글루타민이 많아서 손상된 근육 회복에 도움을 줍니다. 또 아르기닌이 들어 있어 성장호르몬과 인슐린 분비를 자극해 근육 성장을 돕습니다. 무엇보다 좋은 것은 가격이 싸다는 점입니다.

이러한 대두단백에는 여성호르몬과 비슷한 효과를 기대할 수 있는 이소플라본이 들어 있어서 여성호르몬의 대표적인 효과인 다이어트, 피부 미백, 골격량 유지 등에 효과적입니다. 이것은 장내세균이 이소플라본 속에 들어 있는 다이제인을 에쿠올로 만들 때 가능해집니다.

동물성단백질은 식물성단백질과 달리 소화가 어렵다는 문제가 있습니다. 건강한 소화기관도 섭취한 동물성단백질의 25퍼센트 정도만 완전 대사할 수 있습니다. 나머지 소화하지 못한 고깃덩어리는 소장에 머물면서 발효되기보다 부패하는데 여기서 독소가 만들어집니다.

널리 알려졌듯 육류는 몸을 산성 쪽으로 기울게 만듭니다. 소화하지 못한 고기는 더욱더 산성화를 촉진하고 이것이 미네랄과 다른 영양소의 손실을 불러일으킵니다.

결국 가격 대비 효율적인 것은 분리 유청단백과 분리 대두단백을 혼합한 제품입니다. 가능한 한 다양한 종류의 단백질을 섭취하는 것이 좋으므로 고기, 생선, 콩류 단백질을 골고루 섭취하는 게 바람직합니다.

# 04
# 장의 중요성

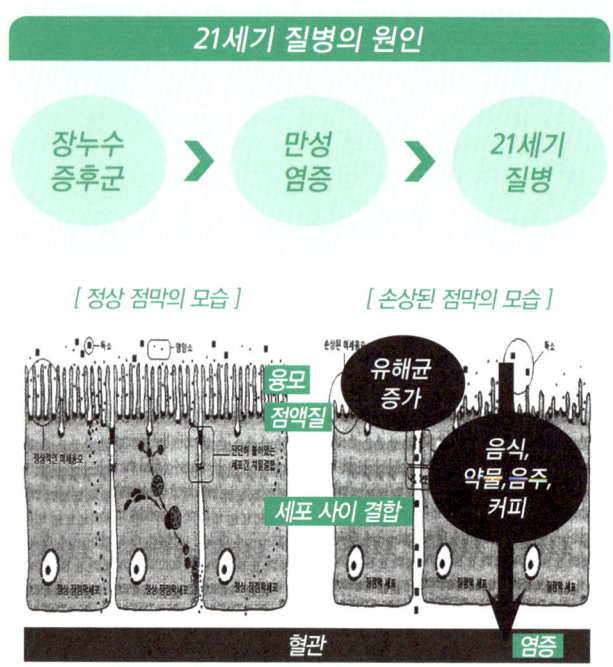

장은 우리 몸의 뿌리로 그 뿌리의 문제는 줄기(혈관)를 타고 올라가 잎사귀(몸의 여러 부위)에 여러 질환으로 나타납니다. 이것이 바로 21세기 질병의 원인입니다.

우선 장내 유해균이 우세하면 장점막세포의 융모가 손상됩니다. 이때 장벽세포를 둘러싼 점액질이 줄어들고 한 층으로 구성된 장벽세포 사이의 치밀한 결합부 *TJ, Tight Junction*가 느슨해지지요. 그 사이로 지질다당질*LPS, Lipopolysaccharide* 장내세균, 소화가 덜된 음식물(가령 글루텐과 카제인 같은 단백질) 등이 혈액으로 들어옵니다. 이때 면역세포가 이들을 공격하면서 전쟁(염증)이 벌어지고 염증이 혈관을 타고 전신으로 퍼져가 만성염증이 됩니다.

이처럼 보이지 않는 미생물 불균형이 종국에는 보이는 질병 형태로 나타나는 셈입니다. 그런 의미에서 장은 우리 몸의 뿌리라 할 수 있습니다.

### 1) 장내미생물 관리

우리 몸의 맹장은 장내미생물 커뮤니티의 심장부로 미생물 대도시라고 할 수 있습니다. 충수는 한때 필요 없는 존재로 알려져 있었지만 실은 비상사태(감염성 설사병)를 대비한 은신처로 미생물의 대피처이자 보호구역입니다. 다시 말해 안전가옥 같은 곳으로 만일에 대비한 비상금, 보험의 역할을 합니다.

이곳에서는 미생물 바이오 필름을 형성하며 면역계의 교육기관 같은 역할을 합니다. 특히 심하게 설사를 하고 난 뒤 충수에 있던 유익균들이 맹장으로 나와 새로운 장내환경을 만듭니다.

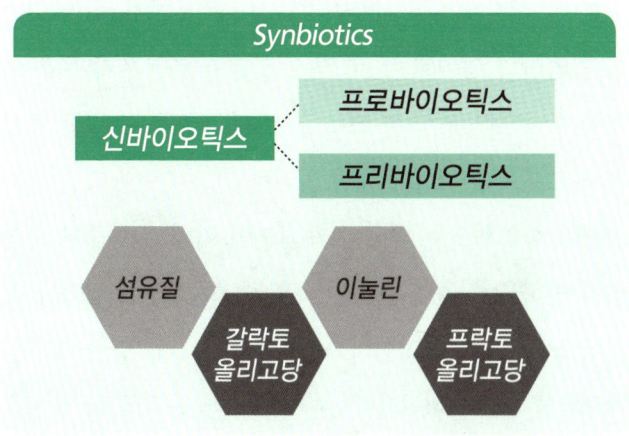

　이때 신바이오틱스Synbiotics를 충분히 공급해주면 장내환경에 많은 도움을 줍니다.

　신바이오틱스는 프로바이오틱스Probiotics와 프리바이오틱스Prebiotics로 구성됩니다. 프로바이오틱스는 장내유익균으로 주로 단쇄지방산을 만들어내는 유산균을 의미합니다. 이 프로바이오틱스의 먹이를 프리바이오틱스라고 하며 대표적으로 식이섬유와 올리고당이 있습니다. 프로바이오틱스는 프리바이오틱스를 원료로 포스트바이오틱스인 단쇄지방산을 만들어냅니다.

프로바이오틱스를 선택할 때는 어떤 종인지, 어떤 균주가 얼마만큼 들어 있는지, 포장 상태가 괜찮은지 등을 고려해야 합니다. 이러한 프로바이오틱스는 연고 같은 역할을 하므로 꾸준히 섭취해야 합니다.

 장내 점막세포는 매일 교체되는데 이때 유해균이 자리 잡지 못하도록 유익균이 들어 있는 프로바이오틱스를 매일 연고를 바르듯 섭취하는 것이 좋습니다. 병원균이 장내세포를 공격하려고 들어올 때 미리 좋은 자리를 차지한 프로바이오틱스는 이들이 접근하지 못하게 하거나 밀쳐내는 역할을 합니다.

 프로바이오틱스의 주된 작용은 크게 두 가지로 살펴볼 수 있습니다.

 하나는 항생제 부작용 완화 작용입니다. 부득이하게 항생제를 복용해야 할 때는 항생제 복용시간을 피해 따로 복용하면 됩니다. 가령 아침과 저녁에 항생제를 복용할 경우 점심 때 프로바이오틱스를 먹으면 됩니다. 다른 하나는 조절T세포 *T-regs(Regulatory T cells)*에 영향을 주어 면역계 평화유지군 역할을 하는 것입니다. 그래서 아토피나 알레르기가 있는 사람은 식이섬유와 함께 충분한 프로바이오틱스를 섭취하는 게 좋습니다.

유익균의 영양분인 프리바이오틱스의 대표적인 것이 프락토올리고당FOS, Fructooligosaccaride입니다. 소량은 위산으로 가수분해되어 과당과 포도당으로 흡수되지만 대부분은 소화 효소로 분해되지 않고 대장에서 장내미생물의 영향으로 발효가 이뤄집니다.

프락토올리고당은 장내미생물 중 비피도박테륨을 빠르게 증가시킵니다. 건강한 성인 남녀의 경우 프락토올리고당 섭취 후 4일 만에 비피더스균이 약 15배 증가했다는 보고도 있습니다. 또한 유익균 아커만시아종을 증가시켜 장벽 점막세포에서 점액질을 충분히 생산하게 해줍니다.

점액질이 증가하면 장벽세포 사이로 들어오려 하는 나쁜 물질(덜 소화된 단백질, 장내유해균)의 침입을 막을 수 있습니다. 특히 염증의 도화선을 만드는 LPS의 혈중 진입을 차단하는 효과가 뛰어나 염증을 막아줍니다.

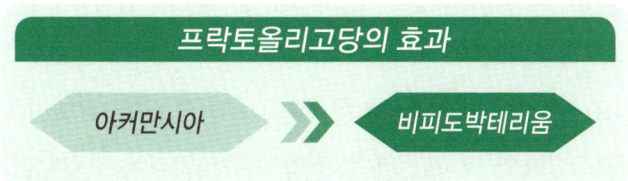

## 2) 미생물 식단

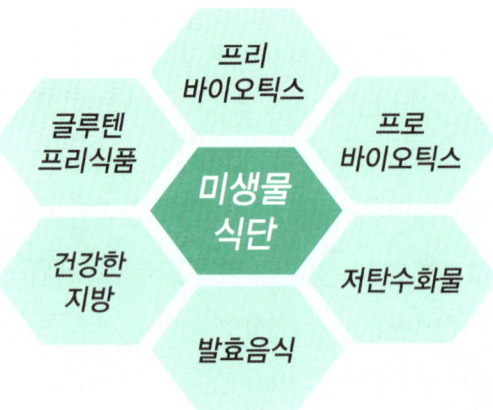

 미생물에게 영양을 공급해주는 미생물 식단에는 프로바이오틱스가 풍부한 발효 식품, 저탄수화물-고지방-고섬유질 식품이 있습니다. 예를 들어 레드와인은 LPS 수치를 낮춰주고 차에는 폴리페놀이 많아 비피더스균을 늘려줍니다. 커피는 후벽균과 의간균의 비율을 조절하며 항염·항산화 작용도 합니다. 또 초콜릿에는 플라보노이드가 풍부합니다.
 프리바이오틱스의 3대 특징은 소화되지 않고, 장내미생물이 발효와 대사를 하며, 건강에 유익하다는 점입니다.

이러한 프리바이오틱스가 풍부한 음식으로는 돼지감자, 양파, 마늘, 대파, 참마, 이눌린 등이 있습니다.

  건강관리의 기본은 정수한 물을 마셔서 염소를 제거하고 계절마다 디톡스나 단식을 실행해 인체가 지방을 필수 연료로 사용하게 하는 것입니다. 여기에다 식이섬유 섭취를 생활습관화하면 금상첨화입니다.

# 05
# 만성염증

## 염증질환

◆ ○○염 : 구내염, 비염, 피부염, 편도선염, 기관지염, 방광염

◆ 당뇨병, 우울증, 암(위암, 간암)

◆ 동맥경화

염증이란 세균이나 바이러스, 곰팡이균 등이 우리 몸에 들어왔을 때 면역세포가 출동해 싸우면서 발생하는 생리적 현상을 말합니다. 염증은 고온, 발적, 종창, 통증의 특징을 보입니다. 이러한 염증은 대개 구내염, 비염, 피부염, 편도선염, 기관지염, 방광염 등의 질환으로 나타나지만 만성염증이 당뇨·우울증·암·동맥경화를 유발한다는 것이 속속 밝혀지고 있습니다.

결국 만성염증과 장누수증후군Leaky Gut Syndrome을 치료하는 것이 질병 상태로 진행되는 것을 막는 지름길이라고 할 수 있습니다.

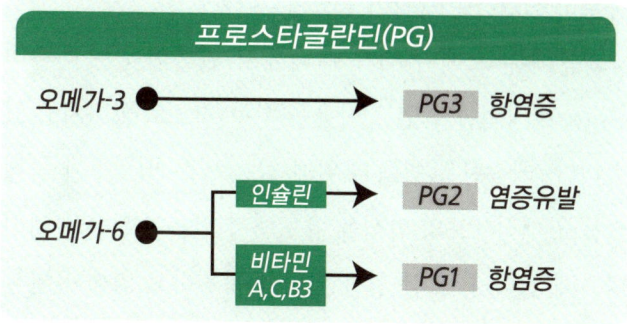

염증과 관련된 물질 중 하나가 프로스타글란딘PG, Prostaglandin입니다. 오메가-3가 몸에서 프로스타글란딘-3(PG-3)로 전환되어 항염증 작용을 하는 것입니다.

오늘날 현대인이 즐겨 먹는 오메가-6는 탄수화물을 섭취했을 때 증가하는 인슐린을 만날 경우 프로스타글란딘-2(PG-2)로 전환되는데, 이것이 염증을 유발합니다. 그 좋은 사례가 튀김우동입니다.

그렇지만 오메가-6를 먹더라도 비타민 A, 비타민 C, 비타민 B3를 함께 섭취하면 프로스타글란딘-1(PG-1)으로 전환되어 항염증 작용을 합니다. 결국 모든 질환의 원인인 만성염증을 예방하려면 오메가-3 섭취를 생활화하고, 오메가-6가 많이 함유된 음식을 먹을 때는 항산화제를 충분히 섭취하는 습관이 중요합니다.

최근에는 오메가-3가 체내에서 만들어내는 레솔빈 Resolvins이 강력한 항염증 작용을 하는 것으로 밝혀지고 있습니다. 레솔빈은 염증 부위에 있는 많은 백혈구가 죽게 만들고 대식세포의 탐식을 유도해서 임프 순환으로 빠져나가게 합니다. 또한 혈관 확장을 복원하고 염증 유발물질 등을 억제해 염증이 생긴 조직을 회복시키는 작용을 합니다.

이러한 레솔빈은 EPA에서 만들어진 레솔빈 E와 DHA에서 만들어진 레솔빈 D로 나눕니다. 특히 레솔빈 D는 염증 해소에서 가장 중요한 단계인 죽은 백혈구를 제거하는 과정을 효과적으로 촉진합니다. 오늘날 오메가-3는 눈 영양, 두뇌 영양, 혈중 중성지방 감소, 혈전증 예방에 이어 염증 치료 효과로 주목을 받고 있습니다.

# 06
# 스트레스

스트레스는 늘 현대인을 따라다니는 정신적 독소입니다. 모든 사람이 스트레스를 싫어하지만 사실 급성스트레스는 우리의 생명을 위험으로부터 보호해주는 경보기 같은 역할을 합니다. 자극이 전혀 없을 경우 그것은 그것대로 병이 될 수 있으며 약간의 긴장은 인생의 양념과도 같습니다.

세상의 모든 현상은 자기가 생각하기 나름입니다. 받아들이는 사람의 마음과 정신 상태에 따라 그것을 긍정적 요소로 보면 내 몸에 영양분이 되지만 부정적 요소로 보면 독소가 되고 맙니다.

스트레스는 경과 시간에 따라 경고 반응기(1기), 적응기(2기), 피로기(3기)로 나눌 수 있습니다.

경고 반응기는 초기의 쇼크 상태와 반쇼크 상태를 말합

니다. 이러한 충격 상태에서 벗어나고자 방어를 시작하는 적응기를 지나면 흉선과 림프절이 위축되고 부신피질 기능 저하가 일어나 녹초가 되는 피로기에 접어듭니다.

이러한 스트레스가 만성화할 경우 뇌신경 계통과 면역 계통, 내분비 계통의 삼위일체 균형이 무너지면서 몸이 망가져 질병이 생깁니다.

스트레스가 발생했을 때 신체 적응은 세 가지로 나타납니다.

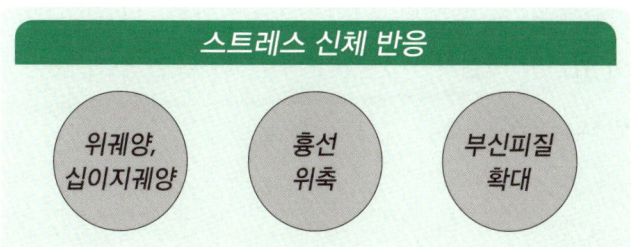

먼저 스트레스로 인한 신체 반응으로 위궤양, 십이지장 궤양이 나타나고 백혈구인 T세포를 훈련시키는 흉선이 위축됩니다. 그리고 부신피질이 확대됩니다.

안타깝게도 많은 현대인이 늘 스트레스를 달고 살아갑니다. 일상생활이나 일을 하는 중에 발생하는 모든 현상을 감사와 사랑으로 바라보면 자신이 스트레스라고 생각하는 현상의 본질이 단지 삶에서 겪어야 할 대가이자 숙제로 느껴질 것입니다.

독서로 많은 사람의 경험을 자신의 지혜로 흡수해 자기 그릇을 키우고, 규칙적인 운동과 명상으로 몸과 정신을 단련하면 하루하루가 활기차고 보람이 있을 겁니다. 자신만의 스트레스 해소법을 찾아 스트레스가 쌓이는 삶이 아니라 삶의 여유를 즐기며 살아가는 것이 정신과 몸의 균형에 도움을 줍니다.

스트레스를 받으면 호르몬 농도가 변합니다. 스트레스와 관련된 대표적인 호르몬은 바로 아드레날린과 코르티솔 호르몬입니다.

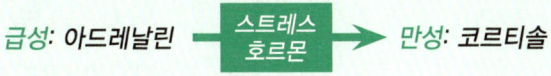

우리가 스트레스를 받으면 여기에 신속히 반응하는 교감신경 자극으로 부신에서 첫 번째 스트레스호르몬인 아드레날린을 분비합니다. 이 호르몬은 위기 상황에서 엄청난 힘을 발휘합니다. 이 아드레날린 방출로 소진된 에너지를 보충하기 위해 인체는 시상하부-뇌하수체-부신피질 활성화로 두 번째 스트레스호르몬인 코르티솔을 분비합니다.

활동호르몬이라고도 불리는 코르티솔은 평온한 상태에서 적정량이 분비됩니다. 이것은 새벽이나 오전 중에 가장 많이 분비되고 낮에 중간 정도로 분비되며 저녁과 밤에는 적게 분비되는 사이클을 보이는 호르몬입니다. 또한 배가 고파 혈당이 떨어지는 저혈당 상태에서 분비되어 혈당 하한치를 유지해주기도 합니다.

코르티솔은 미토콘드리아에서 에너지를 생산하게 하고

면역세포의 기능을 높여주며 알레르기를 조절합니다. 또한 정신적인 안정을 돕고 혈압 등의 생리 기능이 정상적으로 유지되도록 해줍니다. 한마디로 힘든 상황이 발생할 경우 모든 호르몬이 에너지를 생산하는 하나의 일에 집중하도록 지휘하는 호르몬입니다.

코르티솔이 분비되면 갑상선호르몬이 세포의 미토콘드리아가 가속페달을 밟게 해 평소보다 에너지 생산을 늘리게 합니다. 나아가 렙틴과 그렐린 호르몬을 조절해 식욕을 증대하고 인슐린의 연료 저장 기능을 억제해 연료를 에너지화하는 일도 합니다.

문제는 스트레스 상태가 지속되거나 위급 상황이 계속 발생할 때 생깁니다. 부신이 언제까지나 코르티솔을 만들어낼 수는 없기 때문입니다.

**<1단계> 경계기**
» 급성 스트레스 → 교감신경 항진
　　　　　→ 아드레날린 분비(글리코겐 사용)
» 경계기 → 코르티솔 분비
　　　　　→ 심박동 증가, 혈압 상승
» 수면, 휴식 → 성장호르몬 분비로 회복

**<2단계> 적응기**
» 만성스트레스에 접어든 상태
　: 지방을 당으로 변환(포도당신생합성)
» 살이 빠진 듯 보이는 상태
» 코르티솔 효율이 떨어지기 시작
　　　　　→ 뱃살 증가, 불면증

**<3단계> 고갈기 피로기**
» 코르티솔 고갈 상태 → 전해질 불균형
　　　　　→ 혈압 조절 안 됨, 저혈당 지속
» 만성피로 상태

스트레스 상태를 단계별로 살펴보면 1단계는 초기 상태로 경계기라고 합니다. 이는 갑자기 스트레스를 받은 상태이며 과다 스트레스 상황입니다. 한마디로 깜짝 놀란 상태지요. 이때 교감신경 항진으로 아드레날린이 분비되고 긴장 모드에 들어가는데 여기에 에너지원으로 쓰이는 것이 글리코겐입니다.

1단계에는 코르티솔 분비로 심박동이 증가하고 혈압이

올라가 경계 상태를 선포합니다. 스트레스가 이 경계 상태에서 끝나면 부작용이 거의 없고 수면과 휴식으로 이어집니다. 이 경우 성장호르몬이 분비되고 기관들이나 호르몬이 정비됩니다.

2단계는 중기 상태 스트레스로 저항기 단계(적응 단계)라고 하며 만성스트레스 상태로 접어드는 단계를 말합니다. 이때 지방을 당으로 변환해 에너지로 사용하기 때문에 일시적으로 살이 빠지는 것처럼 보이지만 사실은 코르티솔 효율이 떨어지면서 뱃살이 늘어납니다. 특히 아무리 피곤해도 잠이 오지 않는데 적절한 수면이 최고인 시기입니다.

3단계는 말기 상태 스트레스로 고갈기(피로기) 단계라고 하며 코르티솔 분비가 한계에 달해 코르티솔 고갈 상태에 이릅니다. 이에 따라 스트레스에 저항하지 못하고 전해질 불균형이 생기며 혈압이 조절되지 않고 저혈당이 지속됩니다.

코르티솔이 고갈될 경우 만성피로 상태에 놓입니다. 결국 스트레스를 잘 다뤄야 코르티솔 분비를 제대로 조절할 수 있습니다. 우리가 일상적으로 겪는 수많은 일에 발목

이 잡히면 코르티솔이 쉽게 고갈되어 만성피로의 노예가 되고 맙니다.

그러므로 여러 가지 일 중에서도 가장 중요한 일에 최선을 다하는 한편, 쉴 때는 코르티솔의 불을 확실히 끄고 오프 상태로 돌아가 휴식을 취하는 지혜로운 생활습관이 필요합니다.

> 만성스트레스 → 코르티솔 분비 증가
> → 렙틴호르몬 기능 고장 → 렙틴저항성

만성피로를 치료하는 출발점은 바로 충분한 수면입니다. 깊은 수면 상태에서만 성장인자를 만드는 성장호르몬이 만들어지기 때문입니다. 몸이 회복하도록 도와주는 성장호르몬을 '회복호르몬'이라고도 부릅니다.

심한 스트레스를 받을 경우 코르티솔 분비가 늘어나면서 렙틴호르몬의 식욕 억제 조절 기능이 고장 나고 맙니다. 그 탓에 식욕이 증가하는데 이 상태를 렙틴호르몬이 제대로 작용하지 못한다고 해서 '렙틴저항성'이라고 부릅니다. 스트레스로 인해 렙틴저항성이 생기면 갑상선호르몬 분비가 감소하면서 저체온이 발생하고 신진대사가 떨어집니다.

이러한 렙틴저항성은 어떻게 해결해야 할까요? 무엇보다 스트레스를 조절해 코르티솔 안정화를 도모하고 갑상선호르몬을 회복시켜 체온과 신진대사를 정상화하는 것이 최선의 방법입니다.

결론적으로 말해 렙틴의 최대 적은 코르티솔이므로 코르티솔호르몬이 많이 분비되지 않게 스트레스를 잘 관리해야 합니다. 이것이 대사증후군 시작을 막는 가장 좋은 예방법입니다.

스트레스가 일상적이다 보니 각자 나름대로 관리 방법을 터득하고 있겠지만 스트레스 관리에 가장 좋은 것은 명상Meditation입니다. 명상은 몸과 마음 안에 내재된 능력을 끌어내 삶에 더 충실하고 침착해지며 목적의식을 갖고 깨어 있는 삶을 살도록 도와줍니다.

어떤 사람은 명상을 '깨어나는 것'이라고 하고 또 어떤 사람은 '우리 안에 있는 힘'을 각성해 삶의 온갖 문제를 평화롭게 헤쳐 나가는 과정이라고 합니다. 명상하는 동안 창의적인 발상을 하거나 깊은 통찰력을 발휘할 때 나타나는 뇌파가 세타파입니다. 즉, 명상을 하면 모종의 깨달음을 얻는 순간이 옵니다. 실제로 명상에 일가견이 있는 수행자들은 평소에도 원할 때마다 세타파를 활용할 수 있다고 합니다.

명상은 그 효과가 대단하며 무엇보다 건강을 되찾아 에너지 넘치는 삶을 살게 해줍니다. 알고 있다시피 스트레스는 몸 안의 세포가 활력을 잃고 건강과 멀어지게 만듭니다. 몸이 건강하려면 자연적인 치유에너지가 몸 안에 활발히 흘러야 하는데 스트레스가 쌓일 경우 그 흐름이 막혀 몸과 마음이 평온해지지 않고 기력을 잃기 때문입니다.

명상은 부정적인 생각과 스트레스를 만드는 감정의 뿌리를 찾아 해소하고 꿈과 희망, 용기를 갖도록 해줍니다. 즉, 창조력과 잠재력을 일깨워 진정한 에너지를 갖게 해주는 것입니다. 이런 긍정적인 상태에서 몸 안의 세포는 왕성하게 활동하고 평온, 활력, 건강이 넘치는 세계와 소통합니다. 그러면 창조적이고 긍정적인 희망을 현실로 만들어갈 수 있지요.

  단순히 신체만 단련한다고 젊음을 얻을 수 있는 것은 아닙니다. 마음의 에너지 또한 흘러넘쳐야 우리가 젊고 건강하게 살 수 있습니다. 슈퍼 치유력인 자연치유력이 생기기 때문입니다.

  정기적으로 명상을 할 경우 두 가지 중요한 호르몬인 세로토닌과 멜라토닌이 분비됩니다. 반면 스트레스호르몬인 코르티솔 분비는 억제되지요. 따라서 명상은 매일 하는 것이 좋지만 사정이 여의치 않다면 규칙적으로 실천하도록 노력하는 것이 바람직합니다. 명상으로 휴식과 원기회복을 경험할 수 있으니까요. 명상을 하다 보면 몸이 급속도로 정화되면서 삶의 질이 좋아진다는 느낌을 받습니다.

# 07
# 호르몬

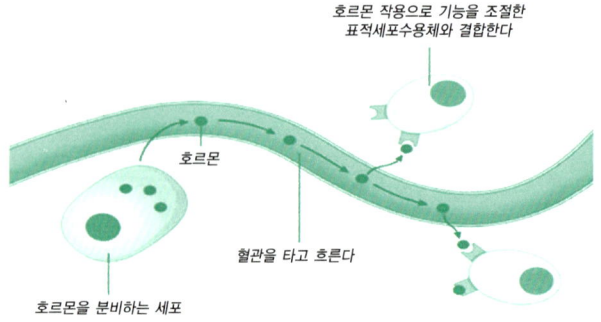

우리에게 잘 알려진 여러 가지 호르몬은 그 작용기전에 따라 크게 아나볼릭Anabolic호르몬(동화 작용)과 카타볼릭Catabolic호르몬(이화 작용)으로 나눌 수 있습니다. 아나볼릭호르몬은 우리 몸에 영양을 저장하는 호르몬으로 인슐린, 성장호르몬이 대표적입니다. 카타볼릭호르몬은 영양을 에너지화해서 태우는 성질이 있으며 아드레날린, 노르아드레날린, 갑상선호르몬 등이 여기에 속합니다.

인슐린은 주로 혈관 내에 있는 당을 포함한 여러 영양소를 세포 안으로 넣어주어 저장하게 하는 역할을 합니다. 인슐린이 정상적으로 분비되지만 여러 세포에 있는 인슐린수용체에 달라붙지 못해 인슐린이 고유 기능을 하지 못하거나, 스트레스에 따른 탄수화물 중독으로 고혈당이 생기고 연이어 인슐린 분비가 증가하면 인슐린이 남아도는 현상이 발생합니다. 이를 두고 '인슐린저항성'이라고 합니다. 이때 인체는 당을 지방으로 저장하기 때문에 뱃살이 늘어납니다.

이것이 대사증후군으로 넘어가는 한 과정입니다. 주위에 배가 나온 사람이 있다면 이미 인슐린저항성이 시작되

었다고 보면 됩니다.

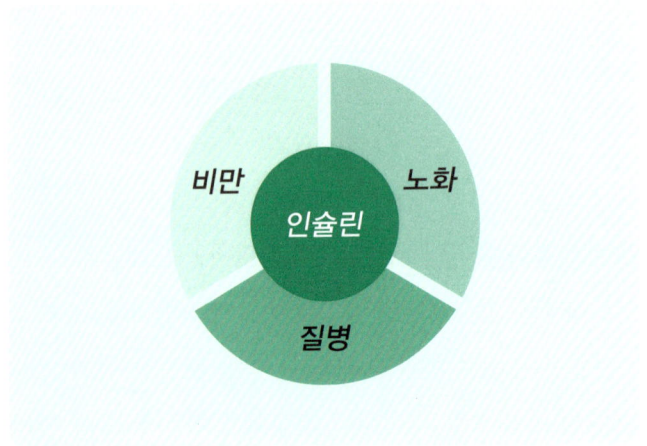

이런 이유로 인슐린은 비만호르몬, 노화호르몬, 질병호르몬으로 불리기도 합니다.

급성스트레스가 발생하면 교감신경이 자극을 받아 시상하부에서 노르아드레날린이 분비되기 시작합니다. 부신수질에서는 아드레날린이 분비되어 혈관 수축이 일어나고 심박수가 증가하며 손발에 땀이 나거나 혈압이 오릅니다. 간에서는 글리코겐을 분해하고 글루코스를 만들어 혈액으로 내보냅니다. 또 아드레날린과 노르아드레날린이 과립구를 활성화해 활성산소가 증가하고 면역력이 떨어집니다.

스트레스가 장기화하면 부신피질에서 코르티솔 분비가 증가합니다. 이러한 코르티솔 증가가 식욕억제호르몬인 렙틴 기능을 무력화함으로써 식욕이 증가해 폭식과 과식을 유발합니다. 그 탓에 탄수화물중독증, 인슐린저항성이 더욱더 증가합니다.

렙틴호르몬은 과식보다 배고픔에 더 민감하기 때문에 배가 고플 때는 렙틴 수치가 크게 떨어지지만 과식했을 때는 수치가 많이 오르지 않습니다. 그래서 렙틴저항성이 많이 생기는 것이며 이는 과식을 하는 원인입니다. 그뿐 아니라 만성스트레스로 코르티솔이 계속 분비되어 결국 부신에서 코르티솔이 고갈되면 만성피로 증상이 나타납니다.

우리 몸에서 매일 생겨나는 암세포를 제일 먼저 없애주는 면역세포는 NK세포입니다. 그런데 이 세포는 노르아드레날린과 코르티솔의 영향을 가장 많이 받는 세포로 알려져 있습니다. 결국 마음의 영향인 스트레스로 인해 노르아드레날린과 코르티솔의 영향을 받는 NK세포의 활성이 떨어지면서 암세포가 암 덩어리로 발전하는 것입니다.

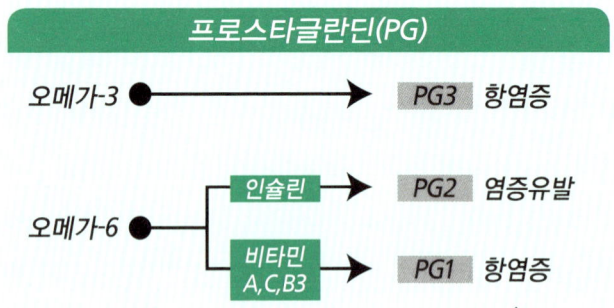

프로스타글란딘은 우리 몸에서 합성되는 일종의 생리활성물질입니다. 이 호르몬은 체내에서 염증 반응을 조절하며 모든 세포에서 만들어집니다. 우리 몸에 세균 혹은 독소가 들어오거나 상처가 났을 때 체내 면역세포가 전투를 벌이면서 발생하는 염증 반응은 프로스타글란딘2 계열이 활성화하면서 시작됩니다.

프로스티글란딘에는 세 종류가 있는데 PG1 계열과 PG3 계열은 염증을 억제하는 항염증 작용을 하는 반면, PG2 계열은 대체로 염증을 일으키는 물질입니다. 우리가 먹는 오메가-6지방산은 PG1, PG2를 만들고 오메가-3는 PG3를 만들어 항염증 작용을 합니다.

그런데 아연, 비타민 A, 비타민 C, 비타민 B3가 있으면 오메가-6는 PG1 계열로 바뀌어 항염증 작용을 합니다. 현대인은 오메가-6지방산의 과다 섭취로 항상 염증 상태를 유발할 환경에 있으므로 오메가-3지방산을 충분히 섭취하고, 비타민과 미네랄 섭취로 오메가-6지방산이 PG1 계열을 활성화하도록 해주는 것이 중요합니다. 또한 단순당을 과다 섭취하면 인슐린이 상승하는데 이것은 오메가-6가 PG2 계열로 전환되는 것을 촉진합니다.

만성스트레스를 받아도 부신이 위축되고 만성피로가 생깁니다. 이때 스테로이드 분비량이 줄어들면서 오메가-6가 아라키돈산으로 바뀌는 것을 억제하지 못하기 때문에 PG2 계열을 촉진해 염증 반응을 일으킵니다.

성장호르몬은 근육을 합성하고 지방을 분해하는 호르몬으로 '회춘호르몬'으로 알려져 있습니다. 이 호르몬은 잠들지 않으면 분비되지 않으며 수면 중 가장 깊이 잠드는 시간에 분비됩니다. 일반적으로 밤 10시부터 새벽 2시에 가장 많이 분비되는 것으로 알려져 있습니다.

인슐린저항성을 개선하려면 근육을 키워야 합니다. 이를 위해서는 단백질을 충분히 섭취하고 운동, 숙면으로 성장호르몬 분비를 촉진하는 것이 좋습니다. 동시에 이것은 비만과 노화를 예방하는 최선의 방법입니다.

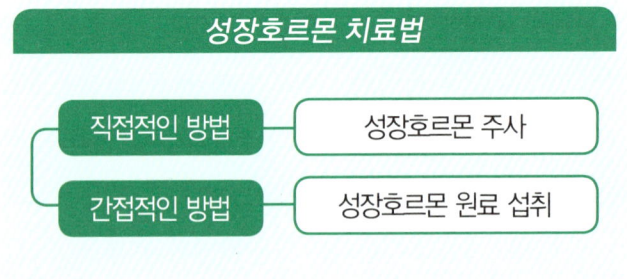

성장호르몬은 직접 주사로 맞는 방법도 있지만 성장호르몬의 주성분을 만드는 아미노산을 포함해 단백질을 충분히 공급함으로써 성장호르몬 생산을 촉진하는 간접적인 방법도 있습니다. 성장호르몬이 증가하면 무엇보다 피부 탄력이 좋아지고 지방이 줄어들며 근육은 늘어납니다. 그리고 미토콘드리아 숫자가 증가하면서 살이 빠지고 여러 가지 대사가 개선되기 때문에 한층 더 젊어지는 것을 느낄 수 있습니다. 저녁식사 후 잠자리에 들기 1시간 전에 성장호르몬 분비에 필요한 단백질보충제를 섭취하면 많은 도움을 받는 것으로 알려져 있습니다.

낮(세로토닌) 밤(멜라토닌)

몸 안의 생체시계는 자연과 함께 24시간을 주기로 움직이며 잠들고 잠에서 깨는 데는 두 가지 중요한 호르몬이 관여합니다.

먼저 멜라토닌은 새벽 1시에서 3시 사이에 가장 왕성하게 분비되고 정오경에 가장 적게 분비됩니다. 멜라토닌을 분비하는 뇌의 송과선은 낮에는 세로토닌을 분비하고 밤에는 멜라토닌을 분비하는 곳입니다. 분비된 멜라토닌은 갑상선호르몬 분비를 자극하며 이는 체온 조절과 면역력에까지 영향을 미칩니다. 또한 멜라토닌은 수면주기를 조절하고 세포들에게 지금이 몇 시인지 알려주는 생체시계 역할도 합니다. 그뿐 아니라 피부색 톤을 결정하고 성적인 성숙을 자극합니다. 송과선에서 만들어지는 또 다른 호르몬인 세로토닌은 밤과 낮의 리듬, 성욕, 기억, 식욕, 충동, 공포, 자살충동 등에 강력한 영향을 미칩니다. 이 호르몬은 낮에 더 많이 분비되는데 육체 활동과 당분 섭취가 충분하면 보다 활발하게 분비됩니다.

# 08
# 수면

 수면과 각성을 번갈아가며 불러내는 자율신경을 조절하는 것은 뇌입니다. 우리의 의식 활동은 연수·뇌교·중뇌를 거쳐 대뇌 중앙에 있는 시상하부로 흘러들어 가는 신경의 양, 즉 감각신경의 양이 좌우합니다. 감각신경의 양이 많을 경우 대뇌 활동이 활발해지고 의식도 또렷해지지만 반대로 양이 적어 자극이 줄어들면 의식수준이 낮아져 졸립니다.

 결국 수면은 감각자극을 가능한 한 적게 해서 뇌에 휴식을 주는 신체 활동입니다. 사람의 수면은 2시간 간격의 사이클을 보이며 자는 동안 그것을 몇 차례 반복합니다.

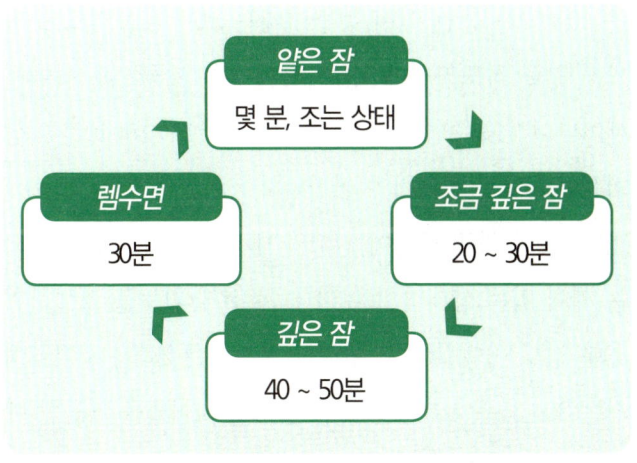

　수면의 한 사이클은 논렘수면인 얕은 잠, 조금 깊은 잠, 깊은 잠 그리고 렘수면(꿈을 꾸는 수면)으로 이뤄져 있습니다.

　논렘수면 시간은 1시간 30분 정도로 뇌가 휴식을 취하는 상태이며 이때 호흡과 혈압이 점점 내려갑니다. 얕은 잠은 잠자리에 들기 전에 꾸벅꾸벅 조는 상태로 대개 몇 분 정도 지나면 잠이 듭니다. 일단 잠이 들면 2회째 사이클부터는 얕은 잠이 반복되지 않습니다.

조금 깊은 잠은 잠들기 시작한 후 20~30분 이어지는데 이 상태에서는 아주 작은 소리에도 눈을 뜹니다. 깊은 잠은 40~50분 동안 이어지며 이때는 코를 비틀어도 눈을 뜨지 않을 정도입니다. 설령 심한 외부 자극으로 잠에서 깨어나더라도 수면과 각성 사이의 간극이 커서 10분 이상 의식이 몽롱한 상태가 이어집니다.

렘수면은 몸이 잠들어 신체와 내장이 휴식을 취하고 뇌는 깨어 있는 상태라서 여러 가지 신체 기능을 조절하며 30분 정도 이어집니다. 이러한 렘수면은 2회째 사이클에서는 30~35분, 3회째는 40분 정도로 사이클을 거듭할 때마다 5분씩 늘어납니다.

렘수면 상태에서 갑자기 깨우면 대개는 꿈을 꾸고 있었다고 말합니다. 이는 몸은 쉬고 있어도 뇌는 활동하고 있음을 뜻합니다. 눈을 뜨려면 렘수면이 끝날 즈음 깨는 것이 가장 좋으며 생리적으로도 한 사이클이 끝날 무렵 눈을 뜨는 것이 가장 이치에 맞습니다.

그래서 한 사이클은 2시간 정도이며 하룻밤에 이것을 몇 번 반복합니다. 4사이클이면 8시간, 3사이클이면 6시간의 수면을 취하는 셈입니다. 그때그때 피곤 정도에 따라 다르긴 하지만 수면시간은 보통 6~8시간이 적당합니다. 5시간, 7시간 같은 홀수시간보다 짝수시간의 수면이 좋으며 일반적으로 늦어도 11시 이전에 잠들고 5시 이전에 일어나는 것이 가장 좋은 수면이라고 합니다.

성장호르몬은 밤 10시부터 새벽 2시 사이에 가장 활발히 분비되며 간의 해독 작용도 자정에서 밤 2시 사이에 일어납니다. 반면 낮잠은 짧게 20~30분으로 끝내되 누워서 자기보다 의자나 벽에 기대 깊은 잠이 들기 전인 얕은 잠과 조금 깊은 잠을 자는 게 가장 좋은 것으로 알려져 있습니다. 최고의 휴식은 바로 깊은 숙면을 취하는 것입니다.

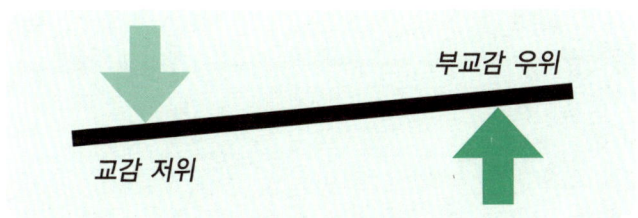

적어도 잠자리에 들기 3시간 전에 적당한 운동을 하거나 잠자기 전에 약 40도 정도의 미지근한 물에 15분쯤 몸을 담가 부교감신경 우위의 릴렉스 상태를 만들어주면 숙면에 도움을 줍니다. 너무 뜨거운 물로 목욕할 경우 교감신경이 흥분해 뇌가 다시 예민하게 활동을 시작하므로 오히려 수면을 방해합니다.

# 09
# 저탄(중단)고지

1980년 미국 식생활위원회가 잘못된 논문을 근거로(식품산업체의 음모로 보임) 권장 식생활 지침을 발표했는데, 이때부터 저지방 식단이 대세로 기울었습니다. 지방을 대신해 그 자리를 설탕이 차지하게 된 것입니다.

그런데 2000년대 들어 이 저지방 신화에 서서히 균열이 생기기 시작했습니다. 줄어들어야 할 비만, 대사증후군 인구가 급격히 증가했기 때문입니다. 결국 2015년 미국 국립보건원NIH, National Institute of Health과 미국 당뇨병학회 ADA, American Diabetes Association가 저지방 다이어트와 저탄수화물 다이어트의 임상연구에 들어갔고, 여기서 저탄수화물 다이어트 쪽이 체중 감량 효과가 월등히 높다는 결과가 나왔습니다.

같은 해 미국 식생활지침자문위원회DGAC, Dietary Guidelines

*Advisory Committee*는 콜레스테롤의 유해성 경고를 삭제했습니다. 또한 "식이성 콜레스테롤과 혈중 콜레스테롤 사이에 뚜렷한 연관이 없다"라고 밝혔습니다.

최근에는 혈관 염증 수치가 중요한 기준으로 떠올랐는데 혈관 염증 수치가 높을 때 콜레스테롤이 높으면 위험하지만, 혈관 염증 수치가 낮은 상태에서 건강한 사람에게 콜레스테롤은 중요하지 않다고 밝혀졌습니다. 콜레스테롤보다 만성염증 유무가 중요하다는 얘기입니다.

결론을 말하자면 저탄수화물 상태에서 포화지방 섭취는 몸에 해롭지 않으며 오히려 건강에 도움을 줍니다. 저탄고지 식사는 전체 섭취 칼로리의 50퍼센트 이상을 지방으로 채우고 탄수화물은 15퍼센트 이하로 제한하는 식이법입니다

## 1) 영양적 케톤 상태

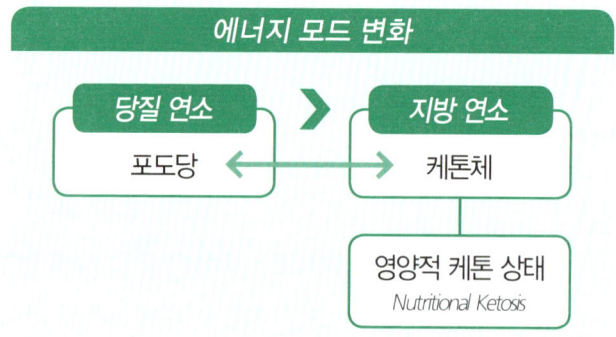

우리 몸은 혈중 포도당이 풍부할 때는 포도당을 주요 에너지원으로 사용합니다. 이것을 당질 연소 모드라고 합니다. 그러나 사용할 포도당이 없으면 몸속의 지방을 태워 에너지원으로 사용합니다. 이를 지방 연소 모드라고 하는데 이때 지방이 타면서 생기는 물질을 케톤체Ketone Body라고 합니다.

몸의 에너지원이 케톤체로 바뀐 상태를 '영양적 케톤 상태Nutritional Ketosis'라고 말합니다.

## 공복 시의 에너지 모드 변화

**혈중 포도당 감소**

**간, 근육 글리코겐 분해 → 포도당**

**간에서 단백질
지방의 글리세롤 → 포도당 신생합성
→ 포도당**

 우리 몸이 공복 상태로 들어가면 혈중 포도당이 감소하면서 일차로 24시간 정도까지는 간과 근육에 저장한 글리코겐을 분해해 포도당을 만들어 에너지원으로 사용합니다. 이어 3일 정도까지는 간에서 단백질과 지방의 구성 성분 중 하나인 글리세롤을 이용해 포도당을 합성하는데, 이것을 포도당신생합성이라고 합니다.

 즉, 우리 몸은 이용할 수만 있으면 가능한 한 끝까지 포도당을 에너지원으로 쓰려는 집착이 매우 강합니다. 다른 영양소로 포도당을 만드는 과정 중에 단백질에서는 암모니아와 요소가 만들어지고, 지방의 글리세롤에서는 케톤체가 생성됩니다.

만약 이용 가능한 포도당이 줄어들면 우리 몸은 체내에 저장한 지방을 태워 사용합니다. 예를 들어 몸무게 60킬로그램에 체지방률이 20퍼센트라면 지방이 1만 2천 그램으로 칼로리는 '12,000 × 9kcal/g = 108,000kcal' 정도입니다.

지방 태우기는 우리 몸의 체지방이 4~5퍼센트 남을 때까지 계속 진행됩니다. 간헐적 단식이나 클린 다이어트 등의 단식 프로그램을 진행하면 일시적으로 근육의 글리코겐과 수분이 빠져 나갑니다. 다시 말해 단백질의 주성분인 근육이 줄어드는 경우는 거의 없습니다.

### 케토산증 (Ketoacidosis)

#### 제1형 당뇨에 발생

혈당: 240mg% 이상
케톤: 10mmole 이상

'케톤체' 하면 의료인은 케톤산증을 제일 먼저 떠올립니다. 수십 년간 잘못 알려져 온 케톤산증은 사실 '당뇨산증'이라고 해야 옳은 표현입니다. 케톤산증으로 알려진 당뇨산증은 인슐린 분비 기능이 없는 제1형 당뇨에서 혈당이 240mg% 이상 오르고 혈중 케톤 수치가 10mmole 이상일 때 나타나는 것으로 밝혀졌습니다. 그래서 비록 제1형 당뇨일지라도 케톤치를 자주 확인해 위험수위까지 가지 않게 하면 '저탄고지 식사요법'의 효력을 누릴 수 있습니다.

### 케톤체 (Ketone Body)

*Acetoacetate*(아세토아세테이트): **소변**
*BHB*(베타-하이드록시뷰티레이트): **혈청**
*Acetone*(아세톤): **호흡**

케토제닉 상태로 들어가기 위해서는 케톤체를 자주 측정하는 것이 좋습니다. 우리 몸이 완전한 케토제닉 상태로 들어가려면 약 3주간의 시간이 필요합니다. 소변으로 검출되는 케톤체는 아세토아세테이트*Acetoacetate*입니다. 이것은 검사종이를 소변에 묻혀 색깔 변화로 관찰하는 방법이지요. 그러나 시작 후 약 한 달까지만 검출되며 그 뒤 완전한 케토제닉 상태로 들어가면 소변으로 검출되지 않습니다.

  혈청으로는 BHB<sub>Betahydroxy-Butyrate</sub>를 혈중 농도로 체크하며 이때 혈당과 동시에 확인해보면 상반된 수치가 나타납니다. 즉, 혈당이 떨어지면서 BHB 농도는 올라가며 혈당이 높은 상태에서 케톤체 수치는 내려갑니다. 최근에는 호흡으로 아세톤<sub>Acetone</sub> 농도를 체크하는 간편한 방법을 선호하고 있습니다. 이것은 입으로 불어 측정하기 때문에 수시로 할 수 있고 채혈하지 않아 편리합니다.

> ### 탄수화물 : 단백질 : 지방
>
> **탄수화물:** *하루 20~50g 이하 섭취*
> **단백질:** *하루 1~1.5g/kg 이하 섭취*
> **지방 섭취 비율 50% 이상**
>
> **FAT** *Feel fuller*
>   *Alternative Fuel*
>   *Triggers ketons*
>
> **MEC** *Meat*
>   *Egg*
>   *Cheese*
>
> | 탄수화물 | : | 단백질 | : | 지방 |
> |---|---|---|---|---|
> | 10 | : | 40 | : | 50 |
> | 5 | : | 15 | : | 80 |

저탄고지 식사에서는 먼저 탄수화물을 적게 먹어야 합니다. 사람마다 탄수화물 민감성에 차이가 나므로 하루 50그램 이하부터 시작해 케톤체 형성 상태를 확인하면서 적절한 케토시스 상태를 만들어 가면 됩니다. 만약 50그램으로도 적절한 케토시스 상태가 만들어지지 않으면 서서히 40그램, 30그램, 20그램까지 줄여봅니다. 20그램을 섭취해도 효과가 없을 경우에는 탄수화물을 전혀 먹지 않고 소기의 목적을 이룰 수도 있습니다.

일반적으로 건강 유지를 위한 목적으로는 하루 100그램까지 허용합니다. 다이어트를 목적으로 할 때는 50그램까지 허용하며 대사성질환 치료를 위해서는 20그램까지 허용합니다.

참고로 밥 한 공기는 탄수화물이 55~75그램이며 각설탕 17개 정도에 해당하는 당질을 함유하고 있습니다. 그러므로 하루 3분의 2공기 이상의 밥을 먹으면 효과를 볼 수 없습니다.

단백질은 1~1.5g/kg이 적당하며 과다 섭취하면 단백질의 포도당신생합성 작용과 인크레틴 분비로 췌장에서 인슐린 분비가 증가하므로 중등도 정도로 먹는 게 효율적입니다. 단백질 과다는 요산과 암모니아를 생성하는데 요산은 통풍을 일으키고, 암모니아는 간 기능을 떨어뜨려 쉽게 피로감을 유발하며 신장에 무리를 주기도 합니다.

전체적으로 식사의 절반 이상을 지방으로 섭취하는 것을 원칙으로 하며 고기, 달걀, 치즈MEC, 코코넛오일, 아보카도오일, 올리브오일 등 양질의 지방을 충분히 섭취해 허기지지 않게 해야 합니다. 그러면 포만감이 생기고 몸 안의 에너지원이 지방으로 대체되면서 케톤체가 만들어집니다.

 매끼 식사 시 '탄수화물 10퍼센트 : 단백질 40퍼센트 : 지방 50퍼센트' 비율로 시작해 '탄수화물 5퍼센트 : 단백질 15퍼센트 : 지방 80퍼센트'까지 늘려갈 수 있습니다.

 중요한 것은 식이를 실천하면서 자신에게 맞는 방법을 찾아가는 일입니다. 포만감은 단백질이 아니라 지방이 결정합니다. 우리가 섭취하는 지방은 지방단백리파제 LPL, Lipoprotein Lipase가 운명을 결정합니다. 인슐린 수치가 높은 상태에서는 지방세포의 LPL이 활성화합니다. 이때 잉여 탄수화물로 만들어진 지방은 지방세포에 쌓입니다. 반면 저탄고지 식사로 인슐린 수치가 낮은 상태에서는 근육과 심장의 LPL이 활성화해 근육이나 심장 조직에 저장됩니다. 결국 저탄고지 식사를 할 경우 피곤함이 사라지고 활력이 넘칩니다.

 결론적으로 말해 당질 제한식으로 케톤체가 형성되었을 때, 중쇄지방산(코코넛오일, MCT오일)을 더하면 고농도의 케톤체가 생성됩니다.

## 2) 코코넛 오일

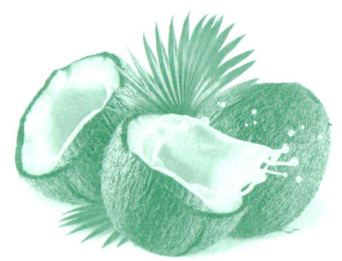

코코넛오일은 짧고 구조가 단순한 탄소 수가 10개 미만인 중쇄지방산입니다. 주요 성분으로 카프릴산Caprylic Acid, 라우르산Lauric Aicd, 카프릭산Capric Acid을 함유하고 있지요. 이것은 포화지방산이지만 구조가 단순해 침과 위산으로 바로 분해되기 때문에 소화가 잘되며, 간으로 곧장 가서 지방을 태우는 에너지원이 됩니다. 지방으로 몸에 축적되는 장쇄지방산과 달리 에너지원으로 쓰이므로 몸에 쌓이지 않습니다. 또한 포도당 모드에서 지방 모드로 몸을 전환해주는 불쏘시개 역할을 해서 케토제닉 건강에 가장 많이 이용하고 있습니다.

코코넛오일은 슈퍼 푸드라 할 정도로 면역력 강화 효과가 뛰어난데 그 이유는 라우르산 성분 덕분입니다. 이 라우르산은 모유에 6퍼센트 정도 함유돼 있어 신생아를 각

종 세균에서 보호해주는 역할(항균, 항염 작용)을 합니다. 코코넛오일에는 라우르산이 약 53퍼센트 함유되어 있어서 면역력 강화 효과가 뛰어난 것입니다. 라우르산은 혈관에 쌓인 노폐물과 콜레스테롤을 배출해주어 동맥경화, 심근경색을 예방해줍니다. 또한 체지방을 줄여주고 항균 성분이 있어서 입 안의 박테리아를 줄이는 데도 효과적입니다.

## 코코넛오일 효과

| | |
|---|---|
| 알츠하이머병, 파킨슨병 | 심장병, 고혈압<br>: HDL 상승, LDL 하강 |
| 항염증제 | 관절염 완화 |
| 항암제<br>: 암세포 굶기기, 헬리코박터 죽이기 | 면역 증진(항균 효과)<br>: 라우릭산 |
| 기억력, 두뇌 활동 증가 | 체력, 인내력 증가 |
| 소화력 증가(위염, 위궤양) | 쓸개·췌장 질환 감소<br>: 리파제 없이 소화 |
| 피부 문제 개선 효과<br>: 비타민 E, 보습, 콜라겐 | 충치 예방, 건강한 잇몸 |
| 골다공증 예방 | 2형 당뇨 |
| 다이어트 효과<br>: 카프릭산 → 포만감, 갑상선 활동 증가 | 지방 분해 + 근육 생성<br>: 카프릴산 = 단식 효과(지방 분해) |
| 모발 관리 | 캔디다곰팡이, 이스트 감염 예방 |
| 항산화 작용 → 노화 방지 | 호르몬 균형 효과<br>: 라우릭산 → 에스트로겐 수치 안정 |

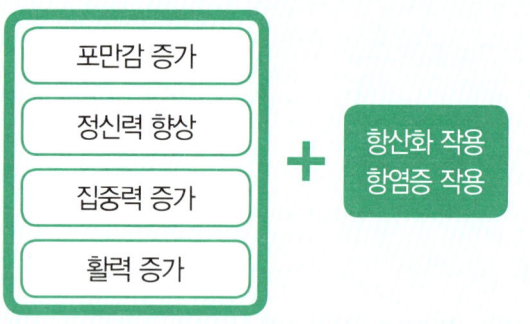

 영양적 케토시스 상태로 접어드는 것은 사람마다 차이가 있으며 대략 3~4주의 시간을 필요로 합니다. 무엇보다 양질의 지방(천연지방)을 충분히 섭취하면 배가 부르고 허기지지 않습니다. 완전한 케토시스 상태에 들어갈 경우 머리가 맑아지고 집중력이 높아지며 기운이 상승해 운동력 향상을 스스로 느낍니다.

 식사 후 졸린 식곤증은 탄수화물 위주의 식사로 인슐린 호르몬의 변동에 따른 현상입니다. 저탄고지 식사를 하면 식사 후 졸리는 현상이 없어집니다. 많은 만성질환과 비만, 대사증후군, 노화 등은 활성산소에 따른 산화 작용과 만성염증이 그 원인입니다. 반면 지방으로 생성된 케톤체의 항산화 작용과 항염증 작용은 우리 몸이 젊어지고 건강해지고 날씬해지도록 도와줍니다.

현재까지 저탄고지식을 하면 혈중 HDL 콜레스테롤은 증가하고 혈중 중성지방은 감소하지만, LDL 콜레스테롤에는 두드러진 변화가 없는 것으로 나타났습니다. 무엇보다 중요한 것은 탄수화물을 제한하지 않은 상태에서의 지방 섭취는 독이 될 수 있다는 사실입니다. 반면 지방을 많이 섭취해도 탄수화물을 섭취하지 않으면 지방은 축적되지 않고 에너지화하며 우리 몸은 건강해집니다.

### Keto-flu

» 당질 연소에서 지방 연소로 전환되는 동안 경험하는 일시적인 불편감
» 구취, 잦은 배뇨, 피로감, 어지러움, 두통, 저혈당, 소화장애, 변비, 탄수화물 갈망, 근육통, 무력감, 피부발진

저탄고지 식사를 하면 7~10일의 조정 기간 동안 에너지 수준이 크게 하락합니다. 이는 일차적 에너지원인 탄수화물이 부족하기 때문입니다. 이 단계에서 무기력감, 어지럼증, 두통, 소화장애, 변비, 근육통, 수면장애, 구취(단내 같은 과일 냄새), 피부발진 등을 경험하고 전반적으로 몸이 무거운 느낌을 받을 수 있습니다.

인슐린은 신장에서 나트륨 재흡수를 증가시켜 소변량이 줄어들게 합니다. 만약 저탄수화물로 인슐린 수치를 떨어뜨리면 염분과 소변량이 증가하면서 수분 부족이나 염분 부족 현상이 나타날 수 있습니다. 이때 두통, 어지럼증, 변비, 설사 등의 증상을 경험합니다. 그래서 저탄고지 식사를 할 때는 염분과 수분을 충분히 섭취해야 합니다.

반대로 고탄수화물 식사를 할 때는 염분 섭취를 금해야 합니다.

또한 저탄고지식을 하면 체중이 감소하는 초기에 흔히 총콜레스테롤과 LDL 콜레스테롤 수치가 올라갑니다. 물론 시간이 지나 케토시스 상태로 완전히 진입할 경우 혈관계 지표인 HDL 콜레스테롤, 중성지방, 혈관 염증 등이 모두 개선됩니다. LDL 콜레스테롤에는 별다른 변화가 없는 것으로 알려져 있습니다.

더러 저탄고지 식사 초기에 피부발진이 생기기도 합니다. 이를 키토래시Keto Rash라고 하는데 이럴 경우 심한 가려움증이 나타납니다. 운동을 하거나 더운 날씨로 땀이 나면 증상이 더 악화하기도 합니다. 케토시스 상태에서 배출되는 땀에는 아세톤이 들어 있는데 아세톤 농도가 진하면 발진과 함께 가려움증을 유발하는 것입니다.

이런 증상이 나타날 경우 일단 수분을 충분히 섭취하고 보습제를 바르십시오. 그리고 약간의 과일과 고구마 같은 탄수화물을 섭취해 케토시스 상태에서 벗어나는 것이 좋습니다. 키토래시가 진정된 다음 케토시스 상태로 돌아가는 과정을 새로 시작하면 키토래시가 발생하지 않거나 증상이 완화됩니다.

키토래시는 몸이 케토시스 상태에 적응했다는 의미입니다.

### 케톤식에 이로운 식품

- » 고기(소고기, 돼지고기, 양고기, 가금류)
- » 생선(연어, 고등어, 정어리)
- » 오일(코코넛오일, 아보카도오일, 올리브오일)
- » 채소와 과일(잎채소류, 베리류)
- » 유제품(고지방 유제품, 치즈, 달걀)
- » 견과류(호두, 아몬드, 마카다미아)

### 케톤식에 해로운 식품

- » **곡물류**
- » **설탕**
- » **콩류,**
- » **뿌리채소류**, 사과, 바나나, 오렌지

케톤식을 할 경우 MEC(고기*Meat*, 달걀*Egg*, 치즈*Cheese*)를 즐겨 먹는 것이 좋습니다. 고기와 생선을 배불리 먹으면서 코코넛오일, 아보카도오일, 올리브오일 같은 양질의 지방산을 섭취합니다. 채소는 잎채소 위주로 섭취하고 여기에 달걀, 유제품 등을 먹습니다.

당질이 많은 곡류와 설탕류, 콩류는 줄여야 하며 과일도 사과·바나나·오렌지 등은 과당이 많으니 가급적 줄입니다. 특히 뿌리채소류(감자, 고구마 등)는 당질이 많아 먹지 않는 게 좋습니다. 자세한 내용은 〈부록〉을 참고하기 바랍니다.

식사 때는 줄어든 당질 섭취만큼 충분한 지방과 단백질을 섭취해 배부르게 식사하는 것이 중요합니다. 그중 단백질은 동물성, 식물성을 고루 섭취하되 특히 동물성단백질(유청단백)이 감염 예방과 혈청 알부민 상승에 효과적이므로 적극 섭취하는 게 좋습니다. 대신 단백질을 지나치게 섭취하면 단백질이 인슐린 분비를 자극하므로 항상 지방 섭취 비율을 생각하면서 지방보다 적게 먹는 것이 효율적입니다.

대략 육류의 20퍼센트 정도가 단백질이므로 하루에 몸무게 킬로그램당 1그램 정도를 먹는 것이 좋습니다. 이는 몸무게가 60킬로그램일 경우 하루 60그램의 단백질, 즉 육류 300그램(단백질 20퍼센트=60그램)을 섭취하라는 얘

기입니다.

당질을 조절하지 않고 코코넛오일을 먹을 경우 케톤체는 만들어지지 않습니다. 혈당이 올라 인슐린이 분비되는 동안에는 몸이 케톤체를 이용하지 않기 때문입니다. 또한 식이섬유를 많이 섭취하면 식이섬유 자체가 혈당을 줄여주는 역할을 합니다. 그뿐 아니라 장에서 단쇄지방산이 증가하는데 이것이 간으로 이동할 때 지방 유입으로 에너지가 충분하다고 느낀 뇌가 간에서 당을 방출하지 않아도 된다는 지시를 내려 인슐린 수치가 낮아집니다.

### 케톤식이의 대상과 금기

대상: » 비만, 대사증후군, 제2형 당뇨, 만성피로, 부신장애, 다낭성난소증후군, 과민성대장증후군,
» 위식도 역류, 속 쓰림, 지방간, 알츠하이머, 브레인포그, 우울증, 조현병,
» ADHD(주의력결핍과잉행동장애), 뇌전증, 공황장애, 암 예방

금기: » 제1형 당뇨
» 담낭 문제

케토제닉 상태는 비만, 대사증후군 특히 제2형 당뇨에 효과가 탁월합니다. 또한 만성피로, 부신장애, 다낭성난소증후군, 소화기질환(속 쓰림, 위식도 역류, 지방간, 과민성장증후군), 알츠하이머, 브레인포그증후군, 우울증, 조현병, 과잉행동장애, 뇌전증, 공황장애에도 효과가 좋습니다. 특히 암 예방에 아주 뛰어난 효과를 나타냅니다.

그러나 인슐린 분비에 문제가 있는 제1형 당뇨나 담낭에 이상이 있는 사람에게는 효과가 적습니다. 물론 제1형 당뇨의 경우에는 혈당을 자주 확인하면서 시행하면 상대적으로 효과를 보기도 합니다.

담석증이나 담낭, 췌장에 문제가 있는 사람은 아밀라제, 리파제 같은 소화효소의 도움을 받아 시행할 수도 있습니다.

## 저탄고지와 함께하면 좋은 영양소

- *오메가3*
- *비타민 B군, 비타민 C*
- *미네랄: 마그네슘, 요오드*
- *파이토케미컬: 안토시아닌*
- *간식류: 견과류, 카카오닙스, 치즈, 버터, 크림, 무가당 요거트, 버터구이 오징어*
- *충분한 수분, 염분*

## 저탄고지식 원칙

- 저탄을 우선시한다.
- 숨은 당분도 조심한다.
- 가공식품을 멀리하고 천연식품을 먹는다.
- 하루 세 끼보다 내 몸에 맞는 식사 패턴을 실행한다.
- 장 건강을 위해 좋은 영양소(식이섬유)를 고려한다.
- 충분한 물과 염분을 섭취한다.

# 10
# 케토제닉 다이어트

 오늘날 비만은 전 세계인의 관심 대상입니다. 여태껏 비만은 많이 먹고 덜 움직여서 생긴다고 알려져 왔습니다. 그러다 보니 굶거나 소식을 하고 매일 운동을 해서 체중을 줄이는 것이 다이어트의 원칙처럼 되어버렸습니다.

 그런데 마음먹고 시행한 다이어트로 줄어든 체중이 정상식사와 일상으로 돌아가면 체중이 다시 불어나는, 소위 요요현상이 생기는 경우가 빈번합니다. 이 때문에 많은 사람이 해마다 주기적으로 다이어트를 하고 있습니다.

 그렇지만 굶거나 먹고 싶은 것을 참으면서 하는 다이어트는 오래 지속할 수 없습니다. 다이어트를 끝내고 일상생활로 돌아갔을 때 그동안 참아온 식탐과 식욕을 이겨내기가 어렵기 때문이지요. 더구나 우리가 적게 먹으면 인체는 비상사태를 선포하고 조금만 먹어도 저장 모드로 바꿉니다. 처음에는 수분이 줄어들면서 체중이 빠지는 것 같지만 체지방은 그대로인 경우가 많습니다.

이때 대개는 운동에 전념합니다. 한데 운동으로 다이어트를 한다는 말은 엄밀히 말해 틀렸다는 것이 밝혀지고 있습니다. 운동을 하면 식욕이 엄청나게 증가하고 우리 몸은 줄어든 수분이나 섭취량만큼 허기 신호를 보냅니다. 이것을 그냥 참을 경우 스트레스로 작용해 체중이 줄어들지 않습니다. 특히 나이가 들어 시행하는 다이어트는 갈수록 힘만 들 뿐 효과가 예전만 못해 지치면서 마침내 포기하는 경우가 많습니다.

사람들이 비만의 이유를 음식에서 찾다 보니 지방이 비만의 가장 큰 이유로 알려지면서 무지방 식품이 인기를 끌게 되었습니다. 그와 더불어 반사적으로 탄수화물 섭취를 권장했지요. 그렇지만 이제 밥, 빵, 면으로 대표되는 탄수화물이 비만의 주범이라는 사실이 알려져 기피하는 사람이 점점 늘고 있습니다. 굶지 않고 배부르게 먹으면서 지방만 줄여가는 다이어트, 요요 없는 다이어트가 드디어 우리 곁으로 다가온 것입니다. 케토제닉 다이어트는 몸을 건강하게 만드는 '건강 라이프스타일'입니다.

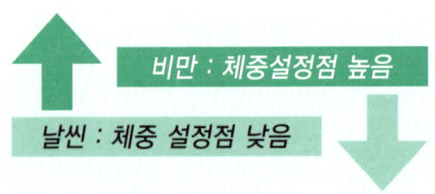

현재 비만의 주요 원인은 뇌의 시상하부에서 관장하는 체중설정점Set Point 상승에 있다는 것이 밝혀졌습니다.

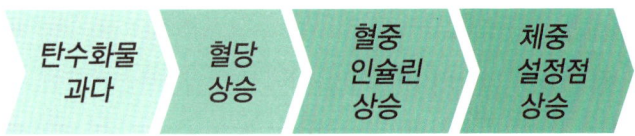

탄수화물을 섭취할 경우 혈중 포도당이 증가합니다. 이때 인슐린 분비가 늘어나지요. 이 인슐린이 각 세포에서 포도당을 에너지원으로 사용하게 하고 남는 포도당을 지방세포에 중성지방으로 저장하면서 결국 체중설정점이 올라갑니다.

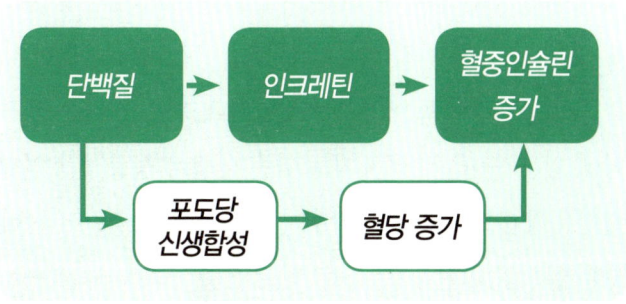

단백질도 인슐린 증가를 촉진합니다. 단백질을 과다 섭취할 경우 여분의 단백질이 포도당신생합성에 쓰이면서 혈중 포도당이 증가하고 이로 인해 인슐린이 상승합니다. 또한 단백질은 소장에서 인크레틴이라는 호르몬을 분비하는데 이것이 췌장에서 인슐린 분비를 자극해 인슐린 농도를 높입니다.

현대인은 여러 가지 가공식품, 약물 과다 투여, 밀가루

음식 섭취 증가 등으로 장점막이 망가진 경우가 많습니다. 그 탓에 장점막으로 독소가 몸 안으로 들어오는 '장누수증후군'에 시달리는 사람이 꽤 있지요.

장점막이 망가져 독소가 혈관으로 들어오면 임파구가 자기보호 기능을 발휘해 이물 반응을 일으키고 이어 혈관 내에 염증성 반응을 일으킵니다. 이것이 만성염증을 일으킬 경우 크게 두 가지 현상이 발생합니다. 하나는 혈관 내 염증이 동맥경화로 이어지는 것입니다. 다른 하나는 세포막에 있는 인슐린수용체에도 염증이 생겨 정상적인 인슐린수용체가 망가지면서 작용하지 못하는 인슐린이 남아도는 현상입니다.

이때 몸에서는 혈중 포도당이 넘쳐납니다. 이것이 다시 췌장을 자극해 인슐린을 계속 분비시키는 탓에 혈중 인슐린이 상승합니다. 이 현상을 '인슐린저항성'이라고 합니다. 결국 만성염증이 인슐린저항성을 불러일으켜 혈중 인슐린이 상승하면서 체중설정점까지 높이는 것입니다.

| 과일 섭취 | 간: 지방간 → 인슐린저항성 | 혈중 인슐린 상승 |

과일을 먹었을 때 과당이 직접 혈당을 올리지는 않습니다. 하지만 이 과당은 간으로 바로 가서 중성지방으로 저장됩니다. 이것이 간의 지방간과 인슐린저항성을 일으켜 결국 혈중 인슐린을 높입니다. 과일만 많이 먹어도 살이 찌는 이유가 바로 여기에 있지요.

| 불면증, 스트레스 | 코르티솔 분비 증가 | 혈당 증가, 인슐린저항성 |

잠을 충분히 못 자거나 스트레스 상태가 장기간 이어질 경우 코르티솔 분비가 증가하고 이것이 혈당 상승을 초래합니다. 또한 인슐린저항성도 증가시켜 혈중 인슐린을 높입니다.

지금까지 설명한 비만해지는 과정을 도표로 정리하면 다음과 같습니다.

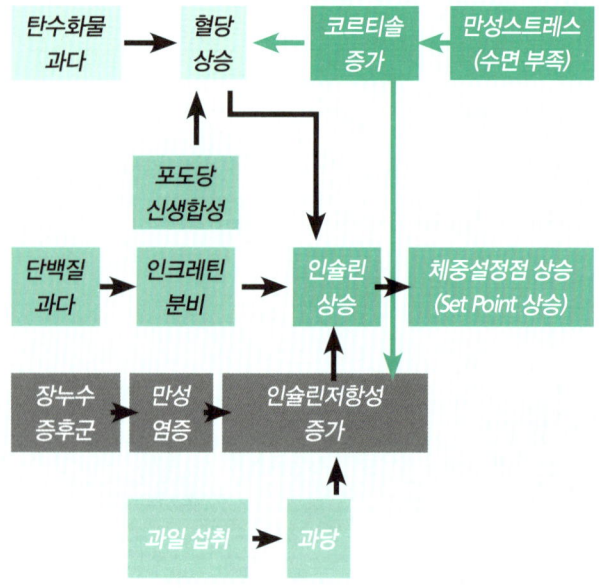

결국 비만은 체중설정점이 올라가 있는 것이며 그 원인은 혈중 인슐린 농도가 상승했기 때문입니다. 그러므로 탄수화물을 섭취하기 전에 식이섬유(보충제)를 충분히 섭취하고 단백질은 적당히 섭취하는 것이 좋습니다. 특히 장 관리로 유익균과 유익균의 먹이가 되는 양질의 식이섬유를 섭취해 염증이 생기지 않게 해야 합니다. 최고의 항염증제인 오메가-3의 생활화로 항산화제를 충분히 섭취할 경우 인슐린저항성을 인슐린감수성으로 바꿀 수 있습니다. 또한 충분한 수면과 스트레스를 푸는 자신만의 방법을 찾아 생활하면 적어도 혈중 인슐린 상승은 막을 수 있습니다.

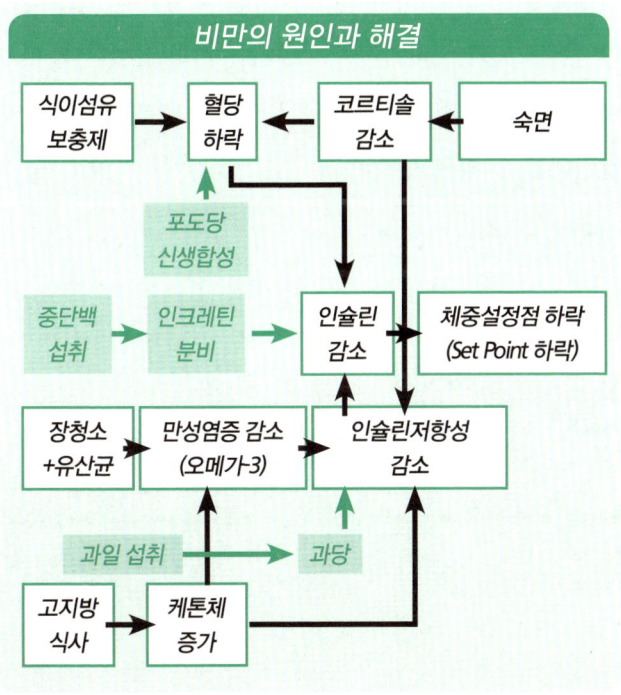

여기에다 양질의 지방을 충분히 섭취해 우리 몸을 글루코제닉 상태에서 케토제닉 상태로 에너지원을 바꿔주면 요요 없이 지방만 태우는 몸이 됩니다. 지방 위주 식사로 생겨난 케톤체는 항염증, 항산화 작용이 강해 인슐린저항성을 개선해주며 혈중 인슐린을 낮춤으로써 체중설정점을 낮춰줍니다.

케토제닉 라이프스타일로 살아갈 때 부수적으로 얻는 다이어트 효과는 허기지는 상태와는 거리가 멉니다. 더구나 체중보다 체지방에 효과가 뛰어나 요요 없이 건강하게 날씬해질 수 있지요.

# 글을 마치며

**글루코제닉에서 케토제닉으로!**

세상의 진리는 언젠가 우리 곁으로 다가옵니다. 그것은 영양소도 마찬가지입니다. 그동안 심혈관, 대사증후군의 주범으로 여겨져 온 지방은 이제 우리가 친숙해져야 할 음식으로 바뀌었습니다.

산업화의 편리함과 혜택 이면에 숨겨져 있던 여러 가지 만성질환과 대사증후군의 원인은 사실 탄수화물이었습니다. 가장 중요하고 필요한 호르몬이라고 생각했던 인슐린은 '인슐린저항성'이 문제로 떠오르면서 가장 욕을 먹는 호르몬이 되어버렸습니다. 당질 제한 식사가 건강관리의 주가 되는 듯하더니 이제는 여기에 고지방 식이가 더해지면서 케톤식이 주가 되는 시대로 넘어왔습니다.

앞으로 많은 식품산업이 탄수화물 위주에서 지방 위주 식품으로 우리를 에워쌀 것입니다. 그럴 때 우리는 양보다 질이 좋은 지방을 가려내 먹는 지혜를 발휘해야 합니다.

 이 글을 쓰고 있는 지금 맛있는 음식이 저를 유혹합니다. 피자, 스파게티, 시원한 아이스크림 그리고 무엇보다 제가 아주 좋아하는 한여름의 옥수수가 제 인내력을 시험합니다. 한데 슬프게도 저는 그런 음식에 경계의 눈빛을 보냅니다. 탄수화물에 길들여진 혀에게는 참으로 가혹한 일이지요.
 그러나 식이섬유보충제를 잘 활용하면 우리가 좋아하는 음식을 포기할 필요는 없습니다. 아무리 저탄고지 식사를 하더라도 우리의 장이 망가져 있다면 만성염증이 생기고 이어 인슐린수용체(자물쇠) 염증으로 혈중 인슐린이 높아져 우리가 원하는 케톤체는 절대로 만들 수 없습니다.

그러므로 매일 자신의 장 상태(변 상태)를 살펴 유익균과 유익균의 먹이가 되는 식이섬유를 충분히 섭취하는 습관을 들여야 합니다. 이것은 고지방 식습관 이전에 반드시 실행해야 할 일입니다.

제가 이전에 출간한 《보이지 않는 영양, 보이는 건강》에서도 당질 제한식과 케톤식을 다루었지만 그때는 반신반의하는 마음이 컸던 게 사실입니다. 그러나 이 글을 쓰는 지금은 저탄고지 식사를 직접 경험한 상황이라 제 나름대로 자신감이 있습니다.

무엇보다 케톤식을 하면 포만감과 정신력 향상, 집중력 증가는 물론 피로감 없이 기운이 왕성해지는 것을 느낍니다. 아마도 제 세포들이 글루코제닉 상태에서 느끼지 못하던 힘을 케톤체에서 크게 느꼈던 것 같습니다.

이런 멋진 경험을 할 때마다 주위의 사랑하는 사람들이 생각납니다. 그들에게 이 보잘것없는 작은 책이 한 줄기 케톤체가 되어주길 진심으로 바랍니다.
여러분의 젊건날을 응원합니다.


의재 문동성

# 부록

## 저탄고지 권장 식이

| 분류 | 음식 |
|---|---|
| 고기류 | 소, 돼지, 닭, 오리, 양, 칠면조, 내장육(곱창, 대창, 막창, 간, 허파, 염통) |
| 해산물 | 생선: 고등어, 조기, 대구, 도미, 광어, 연어, 정어리, 송어, 참치, 삼치, 방어<br>해산물: 오징어, 낙지, 새우, 홍합, 가리비, 미역, 김 |
| 채소 | 오이, 가지, 토마토, 양상추, 양배추, 무, 케일, 버섯, 양파, 고추, 청경채, 시금치, 브로콜리, 완두콩, 아스파라거스, 콜리플라워, 올리브 |
| 과일 | 코코넛, 아보카도, 베리류, 레몬류 |
| 견과류 | 호두, 피칸, 아몬드, 마카다미아, 잣, 헤이즐넛 |
| 오일 | 코코넛오일, 올리브오일, 아보카도오일, 들기름, 호두오일 |
| 씨앗 | 들깨, 참깨, 해바라기씨, 호박씨, 아마씨, 치아씨드 |
| 국물 | 돼지국밥, 삼계탕, 선짓국, 갈비탕, 곰탕(밥, 국수, 당면 제외) |
| 가루 | 코코넛가루, 견과류가루, 헤이즐넛가루 |
| 음료수 | 커피(크림, 버터), 탄산수, 모든 차(무설탕) |
| 기타 | 버터, 치즈, 생크림, 달걀, 김치, 된장, 청국장, 낫토, 카카오닙스 |

## 저탄고지 금지 식이

| 분류 | 음식 |
|---|---|
| 고기류 | 양념한 고기 |
| 해산물 | 다시마 |
| 곡류 | 쌀, 밀, 보리, 수수, 옥수수, 감자, 콩류, 기장, 퀴리, 퀴노아, 오트밀 |
| 단음식 | 과당, 설탕, 사탕, 시럽, 초콜릿, 엿기름, 탄산음료, 과일주스, 아이스크림, 옥수수시럽, 에너지드링크 |
| 음료 | 맥주, 정종, 막걸리, 콜라, 사이다, 칵테일 |
| 오일 | 참기름, 콩기름, 카놀라유, 아마씨유, 포도씨유, 해바라기씨유 |
| 가공식품 | 햄, 소시지, 어묵, 훈제류, 마가린, 조미료 |

## 저탄고지에 가끔 허용하는 음식

| 분류 | 음식 |
|---|---|
| 견과류 | 캐슈넛 |
| 채소 | 고구마, 당근, 비트 |
| 소스 | 간장소스 |
| 단음식 | 초콜릿(카카오 70퍼센트 이상만), 꿀 1회 1스푼 미만 |
| 술 | 레드와인, 화이트와인, 럼주, 브랜디, 보드카, 위스키, 샴페인, 증류식 소주, 스파클링와인 |

# 참고문헌

- 앨러나 콜렌 지음, 조은영 옮김, 《10퍼센트 인간》, 시공사, 2016.
- 데이비드 펄머터 지음, 윤승일 · 이문영 옮김, 《장내세균 혁명》, 지식너머, 2016.
- 후지타 고이치로 지음, 임순모 옮김, 《장 누수가 당신을 망친다》, 행복에너지, 2018.
- 최준영 · 이영근 지음, 《닥터 디톡스》, 소금나무, 2011.
- 에베 고지 지음, 한성례 옮김, 《내 몸에 독이 되는 탄수화물》, 이너북, 2015.
- 문동성 지음, 《Why 식이섬유》, 아이프렌드, 2014.
- 문동성 지음, 《Why 클린 How 클린》, 아이프렌드, 2014.
- 홍동주 지음, 《다이톡스》, 아름다운사회, 2014.
- 김우상 지음, 《어쩌다가 내 몸이 엉망진창이 되어버렸을까》, 좋은땅, 2014.
- 마이클 포셀 외 지음, 심리나 옮김, 《텔로미어, 노벨의학상이 찾아낸 불로장생의 비밀》, 쌤앤피키스, 2013.
- 아사쿠라 쇼코 지음, 이예숙 옮김, 《나잇살은 빠진다》, 솔트앤씨드, 2015.
- 이쿠타 사토시 지음, 김영진 옮김, 《안 아프고 건강하게 사는 법》, 성안당, 2015.
- 박준상 지음, 《1박 2일 디톡스》, 라온북, 2013.
- 이승헌 지음, 《면역력이 답이다》, 한문화, 2015.
- 안드레아스 모리츠 지음, 정진근 옮김, 《굶지 말고 해독하라》, 에디터, 2015.

- 서재걸 지음, 《사람의 몸에는 100명의 의사가 산다》, 문학사상, 2008.
- 야자키 유이치로 지음, 정연주 옮김, 《보스세포, 암 면역세포 1인자가 말하는 면역력을 높여주는 수지상세포》, 경향BP, 2015.
- 문동성 지음, 《보이지 않는 영양, 보이는 건강》, 아이프렌드, 2016. 2018.
- 제이슨 펑 지음, 제효영 옮김, 《비만코드》, 시그마북스, 2018.
- 니시와키 순지 지음, 박유미 옮김, 《당을 끊는 식사법》, 솔트앤씨드, 2014.
- 무네타 테츠오 지음, 양준상 옮김, 《지방의 진실 케톤의 발견》, 판미동, 2017.
- 나쓰이 마코토 지음, 윤지나 옮김, 《탄수화물이 인류를 멸망시킨다》, 청림Life, 2014.
- 지미 무어·에릭 웨스트먼 지음, 이문영 옮김, 《지방을 태우는 몸》, 라이팅하우스, 2017.
- 발터 롱고 지음, 신유희 옮김, 《단식 모방 다이어트》, 지식너머, 2019.
- 후나세·스케 지음, 장경환 옮김, 《간헐적 단식으로 내 몸 리셋》, 문예춘추사, 2019.
- 시라사와 다쿠지 지음, 최현주 옮김, 《죽을 때까지 건강하게 사는 법》, 알파미디어, 2019.
- MBC 스페셜 제작팀·홍주영 지음, 정영일·이영훈 감수, 《지방의 누명》, DKJS, 2017.